TRAVAIL DU LABORATOIRE D'HYGIÈNE DE LA FACULTÉ DE MÉDECINE DE LYON
ET DU LABORATOIRE DE CHIMIE DE L'ÉCOLE VÉTÉRINAIRE DE LYON

RECHERCHES SUR L'INDOL EN MICROBIOLOGIE

FONCTION INDOLOGÈNE DES BACTÉRIES
RECHERCHE ET DOSAGE DE L'INDOL DANS LES CULTURES

PAR

Louis GAUTHIER
Docteur en Pharmacie
Diplômé d'Etudes d'Hygiène,
Ex-Pharmacien-Adjoint des Hôpitaux de Lyon,
Pharmacien de l'Hospice de Bourbon-Lancy.

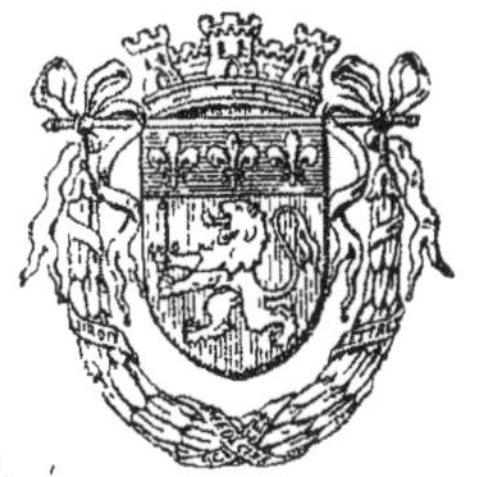

LYON
A. REY IMPRIMEUR-ÉDITEUR DE L'UNIVERSITÉ
4, RUE GENTIL, 4
—
1912

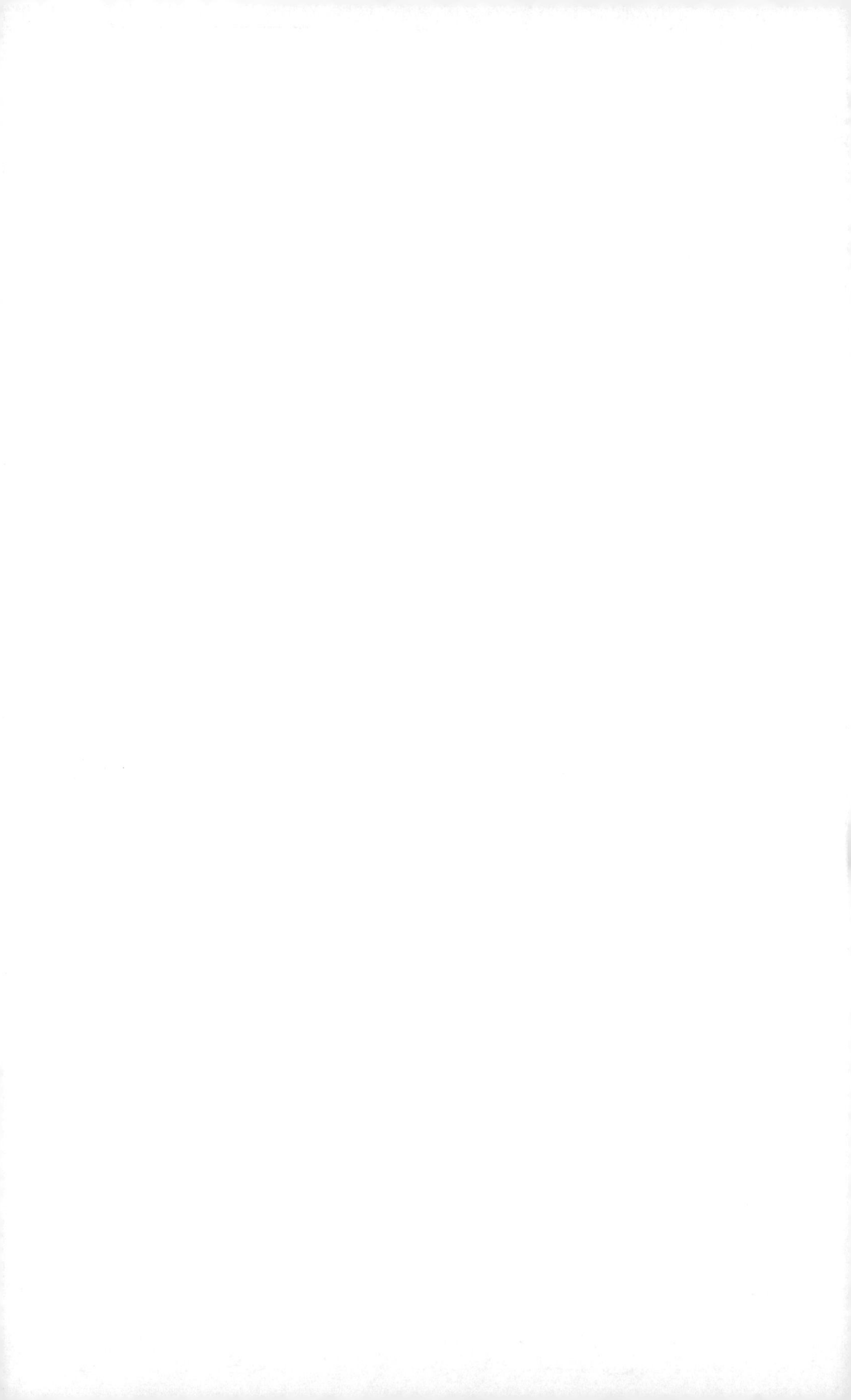

RECHERCHES

SUR

L'INDOL EN MICROBIOLOGIE

FONCTION INDOLOGÈNE DES BACTÉRIES

RECHERCHE ET DOSAGE DE L'INDOL DANS LES CULTURES

TRAVAIL DU LABORATOIRE D'HYGIÈNE DE LA FACULTÉ DE MÉDECINE DE LYON
ET DU LABORATOIRE DE CHIMIE DE L'ÉCOLE VÉTÉRINAIRE DE LYON

RECHERCHES

SUR

L'INDOL EN MICROBIOLOGIE

FONCTION INDOLOGÈNE DES BACTÉRIES
RECHERCHE ET DOSAGE DE L'INDOL DANS LES CULTURES

PAR

Louis GAUTHIER
Docteur en Pharmacie
Diplômé d'Études d'Hygiene,
Ex-Pharmacien-Adjoint des Hôpitaux de Lyon,
Pharmacien de l'Hospice de Bourbon-Lancy.

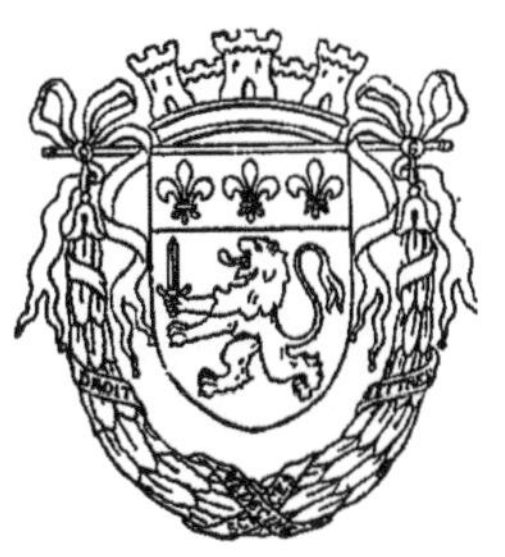

LYON
A. REY IMPRIMEUR-ÉDITEUR DE L'UNIVERSITÉ
4, RUE GENTIL, 4

1912

A MES PARENTS

Bien faible témoignage de la reconnaissance que je leur dois en raison des nombreux sacrifices qu'ils se sont imposés pour moi.

L. G.

A mon Président de Thèse :

MONSIEUR LE PROFESSEUR J. COURMONT

A MONSIEUR CH. PORCHER

Professeur de Chimie à l'Ecole vétérinaire.

A MES MAITRES

MM. LES PROFESSEURS FLORENCE, BEAUVISAGE, MOREL, GUIART, CLUZET, MOREAU, BARRAL, SAMBUC, BRETIN, NOGIER.

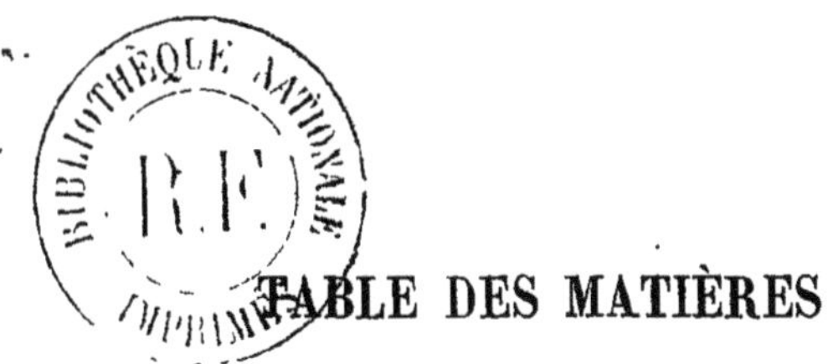

TABLE DES MATIÈRES

Chapitre II.

Chapitre III.

DEUXIÈME PARTIE. — Chapitre premier.

Chapitre II.

Chapitre III.

RECHERCHES

SUR

L'INDOL EN MICROBIOLOGIE

FONCTION INDOLOGÈNE DES BACTÉRIES

RECHERCHE ET DOSAGE DE L'INDOL DANS LES CULTURES

INTRODUCTION

Ce travail a pour but de définir exactement dans quelles conditions il faut opérer pour *rechercher et caractériser* l'indol dans les bouillons microbiens. Depuis que Kitasato (1), en 1889, a montré l'importance et la signification que pouvait avoir la présence de l'indol dans les milieux de culture, notamment en ce qui concerne la différenciation du *colibacille* et du *bacille d'Eberth*, on s'est attaché à trouver des réactifs de plus en plus sensibles de ce composé. L'étude des microorganismes producteurs d'indol en était, par cela même, facilitée. Si la question posée par le titre même de cette thèse n'est pas neuve, il s'en faut de beaucoup qu'elle soit au point, et il ne nous a pas semblé inutile d'y apporter quelques précisions.

1. KITASATO, *Zeitschrift für Hyg.*, 1889.

C'est à M. Rochaix, chef de travaux pratiques au laboratoire d'hygiène de la Faculté, que nous devons d'avoir été aiguillé sur ce sujet.

Nous ne saurions le remercier trop vivement de nous en avoir suggéré l'idée, et d'avoir mis ses notes à notre disposition.

Dans notre intention d'apporter à la rédaction de notre travail le soin et la conscience désirables, nous avons voulu faire choix d'un maître qui puisse être le guide de tous les instants. Nous avons eu la bonne fortune de le trouver en la personne de M. le professeur Ch. Porcher, de l'Ecole vétérinaire. Ce savant nous a accueilli avec bienveillance et, avec la meilleure grâce, a mis à notre disposition les ressources de son laboratoire. Sa compétence en la matière est universellement connue et, si notre travail présente quelque intérêt, c'est à lui que nous le devons. Qu'il reçoive, le tout premier, le témoignage de notre gratitude.

Dans son laboratoire, nous avons rencontré M. Hervieux, chef des travaux pratiques de Chimie, dont la thèse de doctorat ès-sciences a porté également sur l'indol, à un tout autre point de vue, il est vrai. Quoi qu'il en soit, nous étions donc très bien placé pour bénéficier des résultats qu'elle a énoncés. M. Hervieux, avec une complaisance sans bornes, dont nous lui sommes très reconnaissant, a bien voulu nous aider de ses conseils dans certaines de nos recherches.

Notre travail est divisé en deux parties, l'une chimique, l'autre bactériologique.

Dans la première, nous avons étudié les différentes réactions de l'indol en faisant plus particulièrement porter notre attention sur les plus sensibles d'entre elles : celle d'Ehrlich à la p.-diméthylaminobenzaldéhyde, celle de Denigès à la vanilline et celle d'Herter et Foster à la β-naphtoquinone monosulfonate de potassium.

Les notions fournies par ce côté chimique de la question ont été ensuite utilisées à la recherche et au dosage de l'indol dans les bouillons de culture ; nous avons pu ainsi nous rendre compte des difficultés que ces opérations présentent, difficultés tenant à ce que ce n'est pas dans de l'eau pure que l'indol se trouve dissous, mais bien dans un milieu complexe dont certains composants, par leurs propres réactions, peuvent gêner ou troubler la caractérisation de l'indol lui-même.

Dans la deuxième partie, nous avons recherché quels sont, parmi les différents milieux des cultures liquides, ceux qui sont le plus favorables à la production dè l'indol ; puis nous avons expérimenté diverses peptones au point de vue de leur utilisation à la diagnose des microbes producteurs d'indol. Ensuite, nous avons passé en revue les principaux microbes qui sont susceptibles d'être indologènes.

Pour les épreuves réclamées par cette deuxième partie, M. le Professeur J. Courmont a bien voulu nous ouvrir son laboratoire. Il nous a fait de plus le très grand honneur de présider notre thèse. Nous l'en remercions chaleureusement.

PREMIÈRE PARTIE

CHAPITRE PREMIER

Etat naturel de l'indol. — L'indol ou benzopyrrol

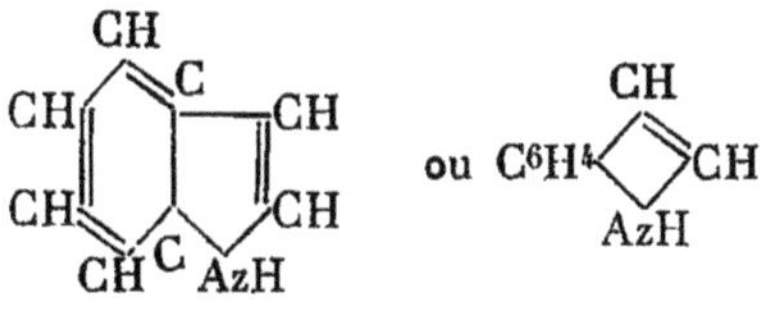

$$\text{(formule développée de l'indol : noyau benzénique CH, CH, CH, CH, C, C accolé au cycle CH=CH–AzH)} \quad \text{ou} \quad C^6H^4{<}\begin{matrix}CH\\AzH\end{matrix}{>}CH$$

est un produit régulier de la décomposition de nature putréfactive de presque toutes les matières albuminoïdes végétales ou animales. Aussi, le trouve-t-on parmi les substances variées autant que nombreuses qui sont dans l'intestin, le gros intestin surtout, comme le résultat d'un processus microbien d'attaque de ces matières.

Comme l'écrit M. le professeur Porcher (2) : « L'indol et le scatol, ainsi que cela semble bien établi aujourd'hui, prennent naissance dans l'intestin comme suite à l'attaque des matières protéiques et

2. Ch. Porcher, le Tryptophane (*Biologie médicale*, juin-juillet 1909).

mieux des produits initiaux de leur digestion, albumoses et peptones, par certains microbes (*B. coli*, par exemple) qui sont des hôtes normaux des divers compartiments intestinaux. Mais cette attaque, qui aboutit à la dislocation de la molécule protéique plutôt lourde, en tronçons de plus en plus légers dont les termes ultimes sont l'indol et le scatol, est progressive : elle se fait par degré. »

Parmi les matières protéiques, ne sont capables de libérer de l'indol, sous une influence microbienne déterminée, que celles qui peuvent compter le tryptophane au nombre des acides-aminés résultant de leur hydrolyse pancréatique.

Le tryptophane :

$$\begin{array}{l} \quad\quad\;\; C-CH^2-CH-CO^2H \\ C^6H^4\langle\;\rangle CH \quad\quad\; NH^2 \\ \quad\quad\;\; NH \end{array}$$

en perdant son groupement NH^2 se transforme en acide indol-propionique :

$$\begin{array}{l} \quad\quad\;\; C-CH^2-CH^2-CO^2H \\ C^6H^4\langle\;\rangle CH \\ \quad\quad\;\; NH \end{array}$$

qui, par simplications progressives, donne de l'acide indol-acétique :

$$\begin{array}{l} \quad\quad\;\; C-CH^2-CO^2H \\ C^6H^4\langle\;\rangle CH \\ \quad\quad\;\; NH \end{array}$$

puis de l'acide indol-carbonique :

$$C_6H_4\langle \begin{matrix} C{-}CO_2H \\ \| \\ CH \end{matrix} \rangle NH$$

En perdant CO^2, ces deux derniers acides donnent, le premier du scatol :

$$C_6H_4\langle \begin{matrix} C{-}CH_3 \\ \| \\ CH \end{matrix} \rangle NH$$

le deuxième de l'indol (3) :

$$C_6H_4\langle \begin{matrix} CH \\ \| \\ CH \end{matrix} \rangle NH$$

Propriétés physiques. — L'indol se présente sous forme de lamelles brillantes nacrées, d'odeur plutôt aromatique assez pénétrante. Il fond à 52 degrés et il est volatil. Il est très peu soluble dans l'eau froide, un peu plus dans l'eau chaude. Il est entraîné entièrement par la vapeur d'eau. Il est très soluble dans l'alcool, dans l'éther ordinaire, le chloroforme, le benzène, l'éther de pétrole.

Notre technique de recherche et de dosage de l'indol dans les bouillons de culture, est basée sur la solubilité de ce composé dans les dissolvants organiques qui précèdent.

L'indol est inactif au point de vue rotatoire.

Propriétés chimiques. — L'indol se combine avec les acides minéraux forts.

3. N. d. l'A., Pour toutes les transformations qui portent sur le tryptophane, consulter Ch. Porcher et Nicolas, *Cours de Chimie organique et biologique*, 2e Ed. p. 442.

Avec l'acide chlorhydrique, le corps obtenu est presque insoluble dans l'eau, laquelle le décompose à l'ébullition.

Il existe un certain nombre de réactions chimiques de l'indol ne présentant guère d'intérêt ou plutôt ne pouvant nous être utile pour le but que nous nous proposons. Aussi, ne les mentionnerons-nous pas, et nous occuperons-nous tout spécialement de celles qui semblent pouvoir être employées pour déceler l'indol dans les bouillons de culture d'une façon sûre et rapide. Ce sont toutes des réactions colorées.

Réactions colorées de l'indol. — 1° Réaction dite de Salkowski avec le nitrite de soude. — La plus ancienne est celle de Salkowski. Elle est basée sur une réaction antérieurement signalée par Baeyer. On ajoute à 10 centimètres cubes d'une solution aqueuse d'indol, 1 centimètre cube d'une solution de nitrite de sodium à 0 gr. 20 pour 1.000, puis quelques gouttes d'acide sulfurique et on agite. La liqueur se colore en rose ou en rouge suivant la concentration de la solution. L'acide nitreux, mis en liberté, s'est combiné avec l'indol pour donner du nitroso-indol.

Si, au lieu d'acide sulfurique, on emploie de l'acide azotique, et que l'indol ne soit pas en trop petite quantité, on voit se précipiter un corps rouge : du nitrate de nitroso-indol (4). L'acide azotique chargé de vapeurs nitreuses donne le même résultat.

4. Nencki, Ueber die Dampfdichte des Indols, *D.ch. G.*, t. 6, p. 1517, 1874.

Pour rendre la réaction de Salkowski beaucoup plus sensible, Pouchet, puis Nonotte et Demanche (5), recommandent de chauffer. Grubs et Francis (6) font arriver à la surface du liquide contenant de l'indol et de l'acide sulfurique, une solution de nitrite de soude à 1 pour 1.000 ; un anneau coloré apparaît à la surface de séparation.

Nencki a proposé une autre modification d'une réalisation pratique moins facile, mais qui, incontestablement, acccroît de beaucoup la sensibilité de la réaction. On acidule la liqueur avec quelques gouttes d'acide acétique cristallisable, puis on ajoute quelques centimètres cubes d'un mélange d'alcool et d'éther ; après agitation, on recueille le liquide éthero-alcoolique et on l'évapore dans une petite capsule de porcelaine. Sur le résidu, on dépose quelques gouttes une solution de nitrite de potasse et un peu d'acide sulfurique.

2° Réaction d'Ehrlich avec la p.-diméthylamino-benzaldéhyde. — La p.-diméthylaminobenzaldéhyde en solution alcoolique (alcool à 95 degrés) à 5 pour 100 réactif recommandé par Ehrlich (7), puis par Schmidt (8)

5. Nonotte et Demanche, Dosage de l'indol dans les cultures microbiennes (*C. R. Société de Biol.*, p. 658, 1908).

6. Grubs et Francis, Ring test for indol (*Bull. of the hygienic Laboratory*, Washington, mai 1902).

7. Ehrlich, Ueber die Dimethylaminobenzaldehyd Reaktion (*Deut. medicin. Wochensch.*, n° 15, 1901).

8. Schmidt, Ueber den Nachweis und die Bestimmung des Indols in den Fäzes mittelst der Ehrlich'schen Dimethylamidobenzaldehydreaktion (*Münsch. medic. Wochensch.*, n° 17, 1903).

et Baumstark (9) donne, en présence d'acide chlorhyfique avec les solutions d'indol même très étendues, une coloration rouge violet dont l'intensité varie avec la concentration de la liqueur.

Variation de la teinte avec la nature du solvant. — En solution aqueuse on obtient une coloration moins vive qu'en solution alcoolique, ou éthérée. Cette coloration fonce avec le temps quel que soit le solvant.

Influence des impuretés de l'éther comme dissolvant de l'indol. — Les impuretés de l'éther, employé comme solvant de l'indol, influent sur la teinte de la réaction : celle-ci se modifie rapidement. Il semble que le changement constaté soit dû à des phénomènes d'oxydation. Pour le prouver, nous avons procédé aux essais suivants. Nous avons dissous de l'indol (au titre de 1 pour 2.000), dans de l'éther que nous avions au préalable exposé pendant trois heures à l'action directe des rayons solaires. A 2 centimètres cubes de cette solution nous avons ajouté 1 dixième de centimètre cube de réactif d'Ehrlich, puis 1 demi centimètre cube d'acide chlorhydrique pur et enfin, 2 centimètres cubes d'alcool à 95 degrés pour avoir une liqueur homogène. Nous avons immédiatement obtenu une teinte rouge caractéristique. L'expérience fut répétée, en se servant cette fois de l'éther insolé, mais après l'avoir successivement lavé avec le tiers de son volume d'une solution aqueuse d'acide sulfurique à 5 pour 100, avec la même quantité d'eau distillée, la même quantité d'une solution

9. Baumstark, Bestimmung der Faulnissprodukte im Urin und in den Fäzes mit Benützung der Ehrlich'schen Aldehydreaction (*Münsch. medic. Wochensch.*, n° 17, 1903).

aqueuse de potasse à 10 pour 100 et finalement avec encore de l'eau distillée. Dans ce cas, la coloration était beaucoup plus intense que dans le premier et tirait davantage sur le violet; de plus, elle était beaucoup plus stable. Au bout d'une demie heure environ, la coloration dans l'éther insolé, non lavé, commençait déjà à pâlir et le lendemain, alors qu'elle était rouge groseille, la deuxième obtenue avec l'éther insolé lavé était grenat foncé.

Nous nous sommes demandé quel était celui des divers lavages effectués, qui avait le plus d'influence sur la teinte Pour résoudre la question, nous avons essayé une série de réactions comparatives, qui nous permit de conclure que le lavage à la potasse ou à la soude est celui qui donne les résultats les plus nettement appréciables. La teinte obtenue avec la solution dans l'éther lavé à la potasse persiste beaucoup plus longtemps sans changement que les teintes obtenues avec les solutions dans l'éther lavé, soit simplement à l'eau, soit à l'acide.

Action d'un persulfate alcalin. — Böhme(10) et Crossonini(11) emploient le réactif d'Ehrlich comme suit : on prépare une solution composée de p.-diméthylaminobenzaldéhyde : 4 p., alcool à 96 degrés : 380 p., acide chlorhydrique : 80 p. On y ajoute 5 à 10 centimètres cubes de bouillon et puis on verse

10. Böhme, Die Anwendung der Ehrlischen Indolreaktion für bakteriologische Zwecke *(Centralblatt f. Bakt. Original* t. **40**, p. 129).

11. Crossonini, Uber den Nachweis von Indol in den bakterien Kulturen mit der Ehrlischen Method *(Arch. f. Hyg.*, t. **72**, p. 161).

dans le mélange 5 centimètres cubes d'une solution saturée de persulfate de potasse. La présence de ce sel a-t-elle une réelle importance ? Nous ne le pensons pas. Des divers essais que nous avons faits, nous croyons pouvoir conclure que la réaction d'Ehrlich modifiée par l'addition de persulfate ou effectuée à chaud, donne une coloration plus foncée que si elle est faite à froid sans addition d'oxydant ; mais cette réaction est suffisamment sensible, pour qu'il ne soit pas indiqué d'en augmenter encore la sensibilité par les procédés mentionnés, d'autant plus que les nouvelles teintes obtenues dans ces conditions varient notablement avec la température à laquelle on a porté la liqueur.

3° Réactifs de Denigès. — a) *Avec la vanilline.* — Denigès (12 et 13) indique comme aussi sensible que la réaction d'Ehrlich, une réaction avec la vanilline.

On dissout 5 grammes de vanilline dans 100 centimètres cubes d'alcool à 95 degrés. On prend 2 à 3 dixièmes de centimètre cube de cette solution que l'on mélange à 5 centimètres cubes d'une solution très étendue d'indol, puis on ajoute goutte à goutte de l'acide chlorhydrique pur et on agite après chaque addition. On obtient tout d'abord une coloration rose ; si on chauffe à ce moment, la couleur se fonce rapidement, mais pâlit par refroidissement. Si au lieu de chauffer, on continue l'addi-

12 Denigès, Nouveaux réactifs de l'indol *(C. R. Soc. Biologie*, 4 février 1908).

13. Denigès, Réactions différentielles du scatol et de l'indol *(C. R. Soc. Biol.*, p. 689, 1908).

Cette réaction avec la vanilline avait déjà été indiquée par Rohde (15) et par Steensma (52).

tion d'acide chlorhydrique, on obtient une teinte orangée, puis rouge orangé, lorsqu'on a ajouté environ 2 c. c. 5 d'acide. A ce moment, la chaleur n'a presque plus d'action sur l'intensité de la teinte.

Comme avec le réactif d'Ehrlich, les colorations diffèrent un peu, suivant le dissolvant de l'indol; les teintes sont plus belles en solution alcoolique ou en solution éthérée qu'en solution aqueuse; mais, dans tous les cas, elles se foncent en vieillissant.

b) *Avec l'aldéhyde cinnamique.* — En substituant à la solution de vanilline une solution d'aldéhyde cinnamique de même titre et en opérant dans les mêmes conditions que ci-dessus, on obtient une teinte jaune rouge qui paraît se produire plus lentement qu'avec la vanilline, si la solution d'indol est étendue.

4° Réaction avec le furfurol. — Nous avons essayé la réaction du furfurol en solution alcoolique à 1/50, préconisée par Escallon et Sicre (14) pour la recherche de l'indol dans les cultures.

A 10 centimètres cubes de la solution d'indol, on ajoute 2 à 3 centimètres cubes de la solution de furfurol, on agite, puis on ajoute de l'acide chlorhydrique goutte à goutte, jusqu'à ce que la coloration jaune orangé formée cesse de s'accentuer. Elle se fonce rapidement et devient brun verdâtre très intense.

5° Réactions nouvelles. — Denigès (13), après d'autres auteurs, a signalé qu'en présence d'acide chlorhydrique, un grand nombre de composés orga-

14. Escallon et Sicre, Recherche de l'indol dans les cultures à l'aide du furfurol (*C. R. Soc. Biol.*, p. 507, 1908).

niques se condensaient avec l'indol pour donner des matières colorantes. « De ce nombre sont surtout les aldéhydes aromatiques et furfuroliques, ainsi que les dérivés propényliques ou allyliques. »

Nous avons alors dirigé quelques recherches dans cette voie. En voici les résultats :

Les aldéhydes que nous employons sont toujours en solutions alcooliques; notre solution d'indol est à 1 pour 1.000.

a) *La p.-diéthylaminobenzaldéhyde.* — Avec la p.-diéthylaminobenzaldéhyde, nous obtenons des réactions identiques à celles que nous a donné le réactif d'Ehrlich.

b) *L'o.-nitrobenzaldéhyde.* — La solution d'o.-nitrobenzaldéhyde donne une très belle coloration rouge qui ne varie pas sous l'influence d'une grande quantité d'acide chlorhydrique. La réaction semble très sensible; mais avec une solution alcoolique d'indol à 1 pour 1.000.000, on obtient une coloration jaune et non pas rouge.

c) *L'aldéhyde valérianique.* — Cette aldéhyde donne une coloration rose violacé, augmentant beaucoup d'intensité par la chaleur et devenant rouge.

d) *L'aldéhyde butylique normale.* — Avec l'aldéhyde butylique normale, la coloration est également rose violacé; mais elle apparaît lentement avec un peu d'acide chlorhydrique, et, si on ajoute beaucoup d'acide, elle disparaît lentement. Au bout d'un certain temps, elle disparaît, même si l'on n'a pas ajouté un grand excès d'acide.

Par la chaleur, la coloration rose devient orangé

assez foncé. Cette couleur ne disparaît plus sous l'action de l'acide.

e) *L'aldéhyde éthylique.* — Avec l'aldéhyde éthylique, on obtient encore une coloration rose violacé, devenant orangée par la chaleur.

f) *Le pipéronal.* — Le pipéronal donne une coloration rouge orangé très intense ne paraissant pas augmenter par la chaleur. L'acide chlorhydrique en excès ne fait pas disparaître la coloration. Cette réaction est assez sensible.

g) *La benzaldéhyde.* — Avec la benzaldéhyde, on a des résultats qui diffèrent des précédents. La coloration à froid est rose violacé, avec une faible acidité ; elle passe au jaune (trouble) si l'on ajoute davantage d'acide. Sous l'action de la chaleur, elle devient d'un beau vert.

h) *L'aldéhyde cuminique.* — On obtient avec l'aldéhyde cuminique une coloration violette, s'il y a peu d'acide chlorhydrique; lorsqu'on augmente la quantité d'acide, la coloration devient orangée, puis rouge orangé, et le liquide se trouble.

i) *Le citral.* — Le citral donne une coloration orangée à reflets violacés, si l'on ajoute peu d'acide; lorsqu'on en augmente la quantité, la coloration change un peu et le liquide se trouble légèrement.

Rohde (15) avait antérieurement étudié les réactions des aldéhydes avec les matières albuminoïdes en pré-

15. Rohde, Die Farbenreaktionen der Eiweisskörper mit p.-dimethylaminobentaldehyd und anderen aromatischen Aldehyden *(Zeit. f. Physiol. ch.*, 44, 161, 1905).

sence de l'acide chlorhydrique. Ce sont à peu près les mêmes que nous avons obtenues avec l'indol. Avec l'aldéhyde salicylique, la coloration est rouge ; avec l'aldéhyde gentisique, elle est bleue. Rohde mentionne la pureté et l'intensité des colorations obtenues avec la p.-diméthylaminobenzaldéhyde, la vanilline et la nitrobenzaldéhyde.

Fleig (16), en plus des réactions que nous avons étudiées, signale la coloration orange obtenue avec l'aldéhyde anisique et la coloration rouge éosine que donne l'aldéhyde protocatéchique.

6° Réaction de Konto (17) avec la formaldéhyde. — En ajoutant un peu de formol du commerce à une solution d'indol, puis, après avoir fait le mélange, de l'acide sulfurique concentré, on obtient une coloration rouge violet.

Avec l'acide chlorhydrique, nous avons obtenu une coloration rosée qui devenait rouge par ébullition du mélange.

De ces observations, nous pouvons conclure : 1° Que les colorations données par les aldéhydes aromatiques sont ordinairement plus vives que celles qui sont obtenues avec les aldéhydes grasses, et 2° que l'indol peut servir de réactif général des aldéhydes (18).

16. Fleig, Réactions colorées du tryptophane, de l'indol, du pyrrol, du thiophène et du carbazol avec les aldéhydes aromatiques. Leur relation avec les aldéhyd-réactions des albuminoïdes (*C. R. Soc. Biol.*, juillet 1908).

17. Konto, Ueber eine neue Reaktion auf Indol (*Zeitsch. f. Phys. chem.*, 1906).

18. N. D. A., En se basant sur ce principe, on peut caracté-

7° Réaction d'Herter et Foster avec la β-naphtoquinone monosulfonate de sodium. — Herter et Foster (19) ont signalé une réaction que Gorter et de Graaf (20) trouvent très satisfaisante. On l'obtient en ajoutant une dizaine de gouttes de solution aqueuse de β-naphtoquinone monosulfonate de sodium à la solution d'indol, alcalinisée légèrement par quelques gouttes de potasse à 10 pour 100. Il se produit plus ou moins rapidement une coloration bleue, passant en rouge dans le chloroforme. Il est préférable d'attendre une dizaine de minutes avant d'extraire la couleur par le chloroforme, dans lequel elle se dissout difficilement. Il faut avoir soin de ne pas alcaliniser avec de l'ammoniaque qui masque la coloration (Gorter et de Graaf).

Il existe encore d'autres réactions colorées de l'indol. Nous ne les citerons que pour mémoire.

8° Réaction avec le nitroprussiate de sodium. — Bela de Bitto (21) emploie pour déceler ce composé le

riser l'eau de laurier-cerise. Les teintes obtenues diffèrent de celles que nous avons indiquées pour la benzaldéhyde.

19. Herter et Foster, On a method of determining indol (*Proced. of the Soc. for exp. Biol. and Med.*, New-York, 24 mai 1905).

Herter et Foster, A method for the quantitative determination of indol (*Journ. of Biol. chem.*, 1, 257, 1906).

Herter et Foster, On the separation of indol from skatol and their quantitative determination (*Journ. of Biol. chem.*, **2**, 267, 1906).

20. Gorter et de Graaf, *C. R. Soc. Biol.*, p 403, 1908.

21. Bela de Bitto, Ueber das Nitroprussidnatrium als Reagens auf Aldehyde und Ketone (*Ann. der Chem.*, 269, 1892).

Salkowski (*Z. f. Physiol, ch.*, **8**, 447, 1883-1884), bien avant lui avait observé qu'en versant quelques gouttes de soude diluée même réactif que Legal pour rechercher l'acétone : le nitroprussiate de soude. D'après Denigès (22), on arrive à déceler 1 milligramme d'indol dans 1.000 grammes d'eau, si on a soin d'ajouter par centimètre cube de solution d'indol, une goutte de nitroprussiate à 5 pour 100 et une goutte de lessive des savonniers. La coloration rouge obtenue n'est pas stable, mais elle le devient en passant au bleu céleste par addition d'acide nitrique à saturation.

9° Réactions diverses. — Le copeau de sapin ou le copeau de hêtre chlorhydriques, l'eau de chlore, l'isatine donnent une coloration rouge, l'alloxane une coloration vert émeraude, en milieu sulfurique.

Le réactif d'Hopkins et Cole (23) — acide glyoxylique en présence d'acide sulfurique — donne une coloration rouge groseille intense.

dans une solution aqueuse d'indol additionnée préalablement de quelques gouttes de nitro-prussiate il se produisait une belle coloration violette qui virait au bleu par l'acide acétique.

22. Denigès, Sur la recherche de l'indol par le réactif de Legal (*C. R. Soc. Biol.*, p. 295, 1908).

23. Fleig, Les réactions furfurolique et glyoxylique des protéïques et du tryptophane, appliquées à l'indol, au pyrrol, au thiophène et au carbazol (*C. R. Soc. Biol.*, p. 283, 1908).

CHAPITRE II

Technique à suivre pour déceler de très petites quantités d'indol. — Les réactions avec les aldéhydes que nous avons signalées dans le chapitre précédent doivent être faites par superposition quand il s'agit de déceler de très petites quantités d'indol.

Voici comment il faut procéder :

Dans un tube à essai, on ajoute une petite quantité du réactif à la liqueur dans laquelle on soupçonne la présence d'indol, puis à l'aide d'une pipette effilée, on fait arriver à la partie inférieure de l'acide chlorhydrique pur. A la surface de séparation, s'il y a de l'indol, on voit se former un mince anneau coloré, anneau qui s'épaissit si l'on agite légèrement. Il est bon d'observer sur un fond blanc.

Sensibilité de quelques réactifs. — En opérant ainsi avec des solutions d'indol à divers titres, nous sommes arrivé à conclure que la sensibilité du réactif au pipéronal et du réactif à l'o.-nitrobenzaldéhyde est de 1/1.000.000, alors que la sensibilité du réactif d'Ehrlich et du réactif à la vanilline est de 1/5.000.000.

D'après Görter et de Graaf (19), la sensibilité du

réactif à la β-naphto-quinone monosulfonate de sodium est de 1/8.000.000. Herter et Foster admettent qu'avec 1/1.024.000 d'indol, le chloroforme ne se colore plus en rouge.

Sicre (24) indique que la sensibilité du réactif à la vanilline, à l'aldéhyde cinnamique ou à la p.-diméthylaminobenzaldéhyde est de 1/2.000.000.

D'après Böhme (10), le réactif d'Ehrlich permet de déceler 1/1.000.000 d'indol; d'après Crossonini (11), 1/5.000.000. C'est cette dernière limite que nous avons assignée au réactif. Görter et de Graaf (19), Denigès (13) prétendent que la sensibilité va jusqu'à 1/10.000.000. D'après le dernier auteur, le réactif à la vanilline serait aussi sensible.

Nous n'avons pu avoir une réaction positive avec des solutions alcooliques d'indol aussi diluées. Avec une solution aqueuse d'indol à 1/5.000.000, nous n'avons rien eu avec le réactif d'Ehrlich, tandis que le réactif à la vanilline avait donné un anneau saumon très peu marqué, il est vrai, et d'interprétation hasardée.

En solution alcoolique, cette dernière réaction est un peu plus visible; celle d'Ehrlich est encore sur la limite de l'invisibilité. Il est, du reste, bien inutile d'insister sur cette extrême sensibilité. Nous verrons, dans le chapitre suivant, que, par un artifice très simple, il sera toujours possible de déceler l'indol même lorsque le taux de sa solution primitive est inférieur à celui qu'indiquent les auteurs les plus optimistes.

24. Sicre, *Comptes rendus de la Soc. de Biol.*, t. **67**, p. 76, 10 juillet 1909.

Choix d'un réactif. — Nous avons donc à notre disposition deux réactifs aussi sensibles, aussi maniables et donnant des résultats aussi immédiats. Quel est celui que nous emploierons ?

Les teintes que l'on obtient avec la p.-diméthylaminobenzaldéhyde se modifient, tandis que d'après Buard (25) la vanilline donnerait une coloration qui reste stable. Il n'en est rien.

Nous choisirons donc la réaction qui permet d'obtenir la couleur la plus vive, la plus facilement appréciable. « Il faut, lorsqu'on a le choix, laisser de côté les réactions qui s'accompagnent de la production de couleurs que j'ai souvent qualifiées de « bâtardes ». C'est ainsi que je désignais plus particulièrement les teintes jaune pâle, jaune-orangé, jaune-brun, rouge-brunâtre. » (Prof. Porcher).

Si l'on opère avec des solutions d'indol relativement concentrées, il est bien difficile d'avoir une préférence, puisque les deux réactifs donnent, après agitation, de très belles teintes ; mais lorsqu'il s'agit de solutions très étendues, la vanilline produit une couleur saumon, bien autrement moins vive que la couleur rose violacé donnée par la p.-diméthylaminobenzaldéhyde dans les mêmes conditions.

Etude spéciale du réactif d'Ehrlich. — C'est donc le réactif d'Ehrlich que nous emploierons dans nos recherches ultérieures. Du reste, ce que nous

25. Buard, Recherche de l'indol dans les cultures (*C. R. Soc. Biol.*, p. 150, 1908).

allons dire au sujet de la p.-diméthylaminobenzaldéhyde s'applique très bien à la vanilline.

Pour avoir les meilleurs résultats possibles, il faut opérer dans des conditions particulières, et ces conditions s'imposeront chaque fois que l'on voudra faire une analyse quantitative.

Pour une simple recherche d'indol, il faudra toujours procéder, comme nous l'avons indiqué plus haut, par superposition et par examen sur un fond blanc. On pourrait cependant, dans le cas de solutions étendues d'indol, mélanger l'acide, la liqueur et le réactif, à la condition toutefois de rassembler la couleur obtenue dans un solvant approprié.

Solubilité de la substance colorante. — Nous avons constaté que cette couleur est insoluble dans l'éther ordinaire et dans l'éther de pétrole, dans le tétrachlorure et dans le sulfure de carbone, dans le benzène et dans le xylol. Elle est dissoute par l'eau, l'alcool éthylique, le chloroforme, l'alcool amylique.

L'alcool éthylique, qui est miscible à l'eau, ne peut être employé pour extraire la couleur.

Le chloroforme la dissout plus ou moins facilement, suivant le degré d'acidité de la liqueur ; il reste même incolore s'il y a trop d'acide.

Quant à l'alcool amylique, il n'est pas à recommander parce qu'il donne lui-même une réaction très nette avec le réactif d'Ehrlich (26). Avec un alcool amylique destiné à l'usage courant du laboratoire,

26. Porcher, Communication à la Section lyonnaise de la *Société chimique de France*. 12 mars 1910.

nous avons obtenu une coloration fugace ; avec un autre alcool pur, exempt de furfurol, elle était persistante. Il ne faudra donc pas perdre de vue ces considérations si l'on veut rassembler la matière colorante.

Pour déceler l'indol dans des solutions aqueuses excessivement étendues, le mieux est d'agiter le liquide avec de l'éther ordinaire une ou plusieurs fois, de concentrer l'extrait éthéré, puis de faire la réaction par superposition comme nous l'avons indiqué. Dans ces conditions, le réactif d'Ehrlich décèlera nécessairement des quantités infinitésimales d'indol.

Recherche de l'Indol dans un milieu complexe. — Les recherches que nous avons faites jusqu'à présent n'ont porté que sur une solution pure d'indol. Si nous nous trouvions en face d'un liquide complexe, la réaction d'Ehrlich nous donnerait des indications évidemment utiles, mais d'interprétation difficile, puisqu'elle n'est pas spécifique de l'indol. Ce corps n'est, en effet, pas le seul à donner une réaction colorée avec la p.-diméthylaminobenzaldéhyde. Elle se produit aussi avec la phloroglucine (15 et 27), la phénylméthylpyrazoline (15), l'urobilinogène (15), l'hémopyrrol (15), l'acétylglucosamine (15), l'orcine (27), le pyrrol (16), le thiophène (16), le carbazol (16).

Sur quoi nous baserons-nous donc pour établir péremptoirement la présence de l'indol ?

27. Cl. Gautier, Réactions de la phloroglucine et de l'orcine avec la p.-diméthylaminobenzaldéhyde en présence de l'acide chlorhydrique pur (*C. R. Soc. Biol.*, 23 mai 1908).

Analyse spectroscopique du milieu. — L'analyse spectroscopique peut-elle dans ce cas donner des résultats exacts ?

Denigès (13) indique pour son réactif à la vanilline un spectre d'absorption dont nous reproduisons divers aspects correspondant à des concentrations différentes (a).

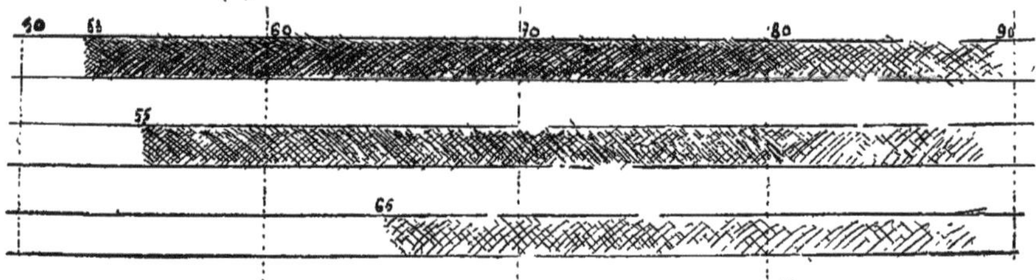

Le même auteur prétend (13) que la réaction d'Erhlich donne un spectre présentant trois bandes, comparables aux deux spectres de l'urobiline et de l'hémochrogène superposés.

Nous n'avons pu apercevoir ces trois bandes et nous donnons différents aspects du spectre tel que nous

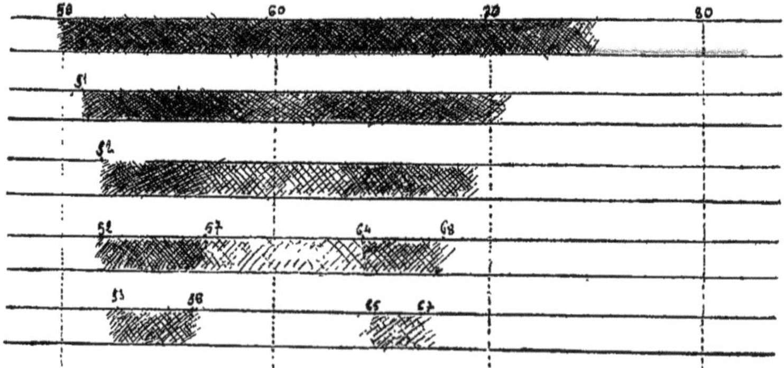

(a). Le n° 50 correspond à la raie D du spectre.

l'avons vu avec deux bandes seulement, la deuxième beaucoup moins nette que la première.

Ces deux spectres se constatent également avec les solutions chloroformiques ou amyliques.

Comme nous l'avons déjà indiqué, l'alcool amylique donne une coloration avec le réactif d'Ehrlich ; il en est de même avec la vanilline, mais dans l'un ou l'autre cas l'examen du spectre de la couleur caractéristique due à l'indol n'en est pas troublé.

Les corps à noyau tryptophanique donnent non seulement la réaction d'Ehrlich, mais aussi les mêmes bandes spectrales. Il en est de même pour la phloroglucine et l'orcine (27). La caractérisation spectroscopique de la couleur due à l'indol est donc impossible.

Ce n'est, il est vrai, qu'une impossibilité théorique, tout au moins pour ce qui concerne la phloroglucine et l'orcine, car pratiquement ces corps manquent là où l'on est susceptible de rencontrer de l'indol.

Caractérisation de l'indol par sa transformation en indigo. — Pour établir un diagnostic rigoureusement scientifique, nous aurons recours à l'excellente méthode de M. le professeur Porcher (28). Nous ferons un extrait éthéré que nous évaporerons très lentement ; nous reprendrons le résidu par quelques gouttes d'eau, puis nous ajouterons un volume égal de perhydrol de Merk (eau oxygénée à 100 volumes). Nous porterons au bain-marie, et quand la liqueur sera

28. PORCHER, Action de l'eau oxygénée sur l'indol (*Bull. de la Société de Chimie*, p. 229, 1908).

jaune verdâtre, c'est-à-dire quand l'indol sera transformé en indoxyle, nous ferons un extrait avec l'alcool amylique ; nous le laverons à l'eau, puis nous ajouterons quelques gouttes de lessive alcaline. Après agitation, le liquide deviendra bleu par suite de la formation d'indigo.

Analyse quantitative de l'indol. — L'indo étant reconnu, il est tout à fait logique de penser que la belle teinte donnée par le réactif d'Ehrlich puisse servir à un dosage colorimétrique, si toutefois l'on tient compte des proportions relatives d'acide chlorhydrique, de p.-diméthylaminobenzaldéhyde et de solution d'indol.

En effet, il est facile de remarquer que si l'acide chlorhydrique est nécessaire pour produire la coloration et l'aviver, il n'en est pas moins vrai qu'un excès de cet acide détruit la coloration obtenue. Il était donc indispensable, comme l'a déjà signalé M. le professeur Porcher (29), de déterminer les quantités optima des corps entrant dans la réaction.

Détermination des quantités respectives d'acide et de réactif qui doivent entrer en jeu. — Dans ce but, nous avons préparé une série de tubes contenant la même quantité de solution aqueuse ou alcoolique d'indol (1/2 centimètre cube de solution à 1 pour 1000), puis nous avons ajouté dans chacun

29. PORCHER, Communication à la Section lyonnaise de la *Société chimique de France,* 5 janvier 1911.

d'eux la même quantité de réactif et nous avons fait varier les proportions d'acide chlorhydrique.

La quantité optimum d'acide est de o cc. 24 pour o cc. 20 de réactif et o cc. 5 de solution d'indol. En partant de ces données, nous avons fait des essais avec une solution d'indol dix fois plus étendue, la quantité de réactif augmentant régulièrement. Nous avons obtenu les meilleurs résultats en employant par centimètre cube de solution indolique o cc. 26 de réactif et o cc. 4 d'acide chlorhydrique. Ces proportions n'ont cependant rien d'absolu. Dans certains cas, on peut les faire varier sans que la teinte perde de son intensité. Néanmoins, il semble qu'elles peuvent s'appliquer à la plupart des essais.

Inexactitude de la méthode colorimétrique telle qu'elle a été employée. — En tenant compte de ces proportions, nous avons procédé à de très nombreux essais avec des solutions éthérées dans lesquelles entraient des parties aliquotes d'indol au préalable desséché dans le vide sous la cloche à acide sulfurique. Nous rendions la liqueur homogène par addition de quantités déterminées d'alcool éthylique à 95 degrés (o cc. 5 d'alcool par centimètres cubes de mélange).

Nous n'avons jamais obtenu des résultats exacts. Au colorimètre de Dubosq, la comparaison étant faite avec une solution étalon concentrée ou étendue, nous avons toujours eu des résultats ou trop forts ou trop faibles.

Nous n'avons pas fait d'essais avec la vanilline, pas plus qu'avec les autres aldéhydes. La condensation se produisant dans les mêmes conditions, la réaction doit présenter les mêmes particularités. Malgré ces irrégularités, la méthode n'est pas à rejeter ; on peut arriver à des approximations assez grandes en opérant d'une façon un peu détournée.

Modifications qu'il faut apporter à la méthode colorimétrique. — La méthode que nous allons exposer paraîtra au premier abord assez compliquée. Elle est longue seulement.

Nous employons quatre burettes placées côte à côte.

La première B_1 contient la solution étalon obtenue en versant dans un volume déterminé d'éther un volume également déterminé de solution alcoolique d'indol bien titrée (30). Il est préférable d'employer une solution très étendue.

La deuxième B_2 contient la solution éthérée dans laquelle on doit doser l'indol.

La troisième B_3 contient de l'éther pur lavé à l'eau, à l'acide sulfurique, à la potasse et encore à l'eau.

La quatrième B_4 contient le réactif ainsi composé :

Solution alcoolique de p.-diméthylaminobenzaldéhyde à 5 pour 100. . . . . 1 p.
Alcool à 95 degrés. . . . . 3 p.
Acide chlorhydrique . . . . 2 p.

30. N. d. l'A., Il faut passer par l'intermédiaire de cette solution alcoolique parce qu'une solution éthérée ne se conserve pas exactement titrée. Cette solution alcoolique devra être conservée dans un flacon en verre jaune, à l'abri de la lumière et surtout de l'action directe des rayons solaires, ceux-ci transformant rapidement l'indol. Il nous est arrivé de ne plus trouver traces d'indol dans des solutions qui étaient restées plusieurs jours sur notre table.

Dans un tube on fait couler 5 centimètres cubes du liquide étalon et 6 centimètres cubes de réactif. On refroidit sous un filet d'eau et on agite légèrement.

On opère de même avec un autre tube en remplaçant la solution étalon par la solution à analyser B_2 de titre x. Si la teinte obtenue est plus foncée que la première, on verse dans un tube 2 cc. 5 du liquide B_2 et 2 cc. 5 d'éther, puis 6 centimètres cubes de réactif. Si la teinte obtenue est toujours plus foncée, on mettra 1 cc. 25 de B_2, 3 cc. 75 d'éther et 6 centimètres cubes de réactif. Si elle est encore plus foncée, on dilue la solution B_2 au 1/8e en prenant 1 partie de cette solution et 7 parties d'éther et on continue les opérations comme nous venons de l'indiquer.

Si, au contraire, la liqueur étalon était plus concentrée que le liquide à analyser, on ferait subir les diverses dilutions au liquide étalon.

Quand on arrive à des teintes à peu près identiques, on recommence la réaction avec les deux liquides et on porte sous le colorimètre.

Il est nécessaire de recommencer les opérations immédiatement avant de porter sous le colorimètre, parce que, après une exposition à la lumière d'une durée assez courte, la coloration peut changer.

CHAPITRE III

Le dosage de l'indol ne peut pas être fait directement dans le milieu qui le contient. — Les résultats suffisamment exacts qui sont donnés par le procédé de dosage que nous indiquons, sont obtenus avec une solution pure d'indol. D'après tout ce que nous avons écrit précédemment au sujet de la caractérisation de ce composé, il serait téméraire de vouloir le doser directement dans un liquide indolique de composition assez complexe, tel un milieu liquide de culture. Avant de procéder à son dosage, il est indispensable de commencer par l'isoler. L'extraire et l'obtenir seul en solution, est un idéal que nous nous sommes efforcé d'atteindre.

Nos premières expériences ont porté sur une solution aqueuse d'indol, de laquelle nous avons cherché à le retirer. Nous avons essayé la plus grande partie de ses dissolvants non miscibles ou peu miscibles à l'eau.

Extraction de l'indol d'un milieu complexe. — 1° Par le benzène. — Nous ne pouvions employer le benzène : celui du commerce n'est jamais pur et se purifie difficilement. Or, les impuretés du benzène ont une importance considérable comme l'a indiqué Denigès (12). La réaction qu'elles donnent avec l'indol en présence d'acide chlorhydrique est à peu près identique à celle de la p.-diméthylaminobenzaldéhyde et d'une remarquable sensibilité. Avec le toluène et le xylol, nous avons obtenu des réactions analogues bien que Denigès n'indique avec les homologues du benzène qu'une coloration jaune. D'après le même auteur le thiophène ne doit pas être incriminé, la réaction étant due probablement à des substances aminées (31). Effectivement la réaction de l'indophénine était positive avec le benzène et négative avec les deux autres corps.

Quelle que soit la cause de la réaction, on ne peut donc songer à utiliser le benzène commercial.

2° Par la ligroïne. — La ligroïne présentant l'avantage de ne pas se dissoudre dans l'eau, nous l'avons essayée en premier lieu. Nous avons fait les extraits en agitant vigoureusement le mélange de solution indolique et de ligroïne dans un entonnoir à décantation. L'indol a été enlevé complètement de la solution aqueuse après quatre lavages. Nous avons employé 125 centimètres cubes de solution d'indol et nous avons fait les deux premiers épuisements avec chaque fois 50 centimètres cubes de ligroïne ; les deux autres, avec chaque fois 25 centimètres cubes du même solvant. Le dernier liquide d'épuisement ne donnait pas de réaction positive avec le réactif d'Ehrlich, mais cependant, il contenait encore de l'indol car 1 centimètre cube évaporé, à quelques gouttes donnait avec le p.-diméthylaminobenzaldéhyde une coloration rosée.

31. Denigès, Sur la présence de produits actifs sur l'indol dans le benzène du commerce et ses homologues (*C. R. Soc. Biol.*, p. 296, 1908).

Les quatre lavages vigoureux sont donc absolument nécessaires. La ligroïne et l'eau forment une espèce d'émulsion qui se disloque assez difficilement, la séparation est très longue et c'est là un grave inconvénient.

3° Par le chloroforme. — Le chloroforme permet une extraction complète par quatre lavages faits dans les conditions indiquées pour la ligroïne. Le chloroforme se sépare moins difficilement que celle-ci et présente l'avantage, étant plus dense que l'eau, de se rassembler à la partie inférieure de l'entonnoir, mais il offre l'inconvénient de se fragmenter en de nombreuses petites gouttes qui s'attachent aux parois et qu'il est presque impossible de rassembler en totalité.

4° Par l'éther ordinaire. — M. le professeur Porcher (28) recommande l'extraction éthérée. Elle est, en effet, préférable à toute autre.

Au premier abord, on pourrait objecter que la solubilité de l'éther dans l'eau est un inconvénient qui ne permettra pas l'enlèvement complet de l'indol par suite du coefficient de partage. Dès le premier traitement, la solution aqueuse est saturée d'éther et nous avons pu constater que un ou plusieurs autres lavages enlevaient entièrement l'indol. Il nous restait à examiner si des extractions larges, peu nombreuses, étaient préférables à des extractions répétées faites avec de petites quantités d'éther.

Nous avons pris 25 centimètres cubes d'une solution aqueuse d'indol ; nous y avons ajouté 100 centimètres cubes d'éther et après avoir bien agité, nous avons laissé se séparer le liquide éthéré. Il est impossible, après cette première opération, de déceler l'indol dans la liqueur aqueuse. Elle en contient cependant. Une deuxième extraction faite avec 25 centimètres cubes d'éther, donne, en effet, une réaction positive, avec la p.-diméthylaminobenzaldéhyde. Nous faisons un troisième lavage avec 25 centimètres cubes d'éther. Celui-ci ne contient pas d'indol. En effet, 10 centimètres cubes évaporés à quelques gouttes ne donnent plus la réaction d'Ehrlich.

Des lavages plus nombreux avec de petites quantités d'éther nous ont amené au même résultat. Lorsque l'on voudra extraire l'indol d'une solution aqueuse, on agitera vigoureusement celle-ci avec environ la moitié de son volume d'éther, puis, une deuxième fois avec le dixième environ du volume primitif.

C'est ici qu'apparaît nettement la supériorité de ce dissolvant sur les autres.

Nous avons insisté dans le chapitre premier sur la nécessité de lavages acides, puis alcalins, de l'éther qui doit servir à l'extraction indolique.

M. le professeur Porcher (29) recommandait de faire subir le traitement à la solution éthérée. Mais nous avons remarqué qu'en agissant ainsi, on faisait disparaître, à chaque opération, une quantité relativement importante du corps que l'on veut recueillir. Cette quantité est proportionnelle au volume du liquide aqueux employé pour le lavage, mais beaucoup plus grande avec la solution alcaline qu'avec l'eau distillée ou la solution acide.

Il est donc nécessaire de purifier l'éther avant de l'employer.

Application du procédé aux bouillons de culture. — Dans le cas particulier d'un bouillon de culture le procédé pourra et devra même être employé. Quelques inconvénients se présenteront : le mélange, au bout d'un certain temps, laissera surnager une gelée qu'il faudra disloquer avec un peu d'alcool éthylique ; en outre, les lavages devront être répétés proportionnellement à la consistance de la culture (parfois cinq, six ou plus).

Les premières extractions sont faites avec un volume d'éther correspondant à la moitié du volume de bouillon, les autres au quart.

Sur ce sujet, notre Maître a présenté une intéressante publication à la Société de Biologie à la séance du 11 mars 1911. Pour ne pas y renvoyer le lecteur, nous la citerons presque en entier :

« Si l'indol appartient à une culture microbienne, deux extractions ne suffisent généralement pas ; on doit en multiplier le nombre et cela d'autant plus que la culture est plus abondante.

« Le contact entre la culture, liqueur aqueuse, riche en corps microbiens que l'on peut considérer comme des colloïdes à très gros grains, et l'éther est plus difficile à s'établir et, malgré l'application que l'on apporte à agiter très vigoureusement le mélange aquoso-éthéré, il faut quelquefois jusqu'à cinq à six larges extractions. C'est ainsi que 5 litres d'une culture de cinq semaines de coli ont réclamé l'emploi de 6 litres d'éther. Le grand nombre des extractions demande, à notre avis, une autre explication. L'indol fabriqué par le microbe est bien rejeté dans le milieu aqueux où celui-ci se développe, mais une partie est encore retenue par le protoplasma bactérien ; elle ne l'abandonne que lentement, lorsque l'éther venant à pénétrer peu à peu le corps cellulaire la fait diffuser dans le milieu extérieur.

« La présence de l'indol dans les corps microbiens n'est pas douteuse ; on la constate aussi bien dans le culot de centrifugation des cultures liquides plusieurs fois lavé avec du sérum physiologique que dans le produit pâteux provenant du raclage soigneux des cultures sur milieu solide (gélose-peptone).

« L'extraction de l'indol des cultures à l'aide de l'éther aboutit toujours, surtout lorsque la culture est très développée, à l'obtention d'une sorte de gelée qu'il est difficile de disloquer même par une centrifugation prolongée. Les extraits successifs ont toujours la même consistance. La stabilité de l'émulsion ainsi obtenue est due à la présence des corps microbiens ; on ne l'observe pas, en effet, lorsque la culture est peu abondante. S'il s'agit d'une culture anaérobie sous l'huile ordinaire, malgré le soin que l'on apporte à séparer la culture de l'huile qui surnage, on laisse toujours, en effet, quelques gouttelettes graisseuses que l'éther dissoudra en même temps que l'indol ; toutefois, dans ces conditions et du moment que la culture est peu développée, l'extrait éthéré n'aura pas de consistance pâteuse. Les gelées que donnent les cultures riches, que celles-ci produisent ou non de l'indol *(coli,* bacille typhique, *fecalis, enteritidis), se disloquent rapidement par l'addition de quelques gouttes d'alcool* en donnant deux couches, l'une supérieure éthérée, renfermant s'il y a lieu l'indol, et l'autre inférieure aqueuse tenant en suspension les corps microbiens entraînés tout à l'heure dans la gelée. »

Lorsqu'on a réuni les différentes solutions éthérées obtenues, on ajoute une petite quantité de soude destinée à retenir les corps phénoliques qui auraient pu être entraînés et on introduit le mélange dans un ballon fermé par un bouchon à deux ouvertures. Dans l'une passe un tube recourbé relié à un réfrigérant descendant qui communique avec un récipient ; à l'autre est adapté un entonnoir à brome, plein d'eau. On distille l'éther au bain-marie sans s'inquiéter de l'indol qui est entraîné. Quand il ne reste plus dans le ballon qu'un liquide aqueux, on ouvre le robinet de l'entonnoir et on laisse écouler une certaine quantité d'eau. On continue à chauffer. La vapeur d'eau finit par entraîner tout l'indol (32). Finalement, le distillat se trouve constitué par un éther pur saturé d'eau, surnageant une légère couche aqueuse. On l'agite ; la majeure partie de l'indol passe dans l'éther. On décante et on enlève complètement l'indol du liquide aqueux par un deuxième lavage éthéré.

Impossibilité d'employer l'éther impur pour l'extraction indolique. — Formation d'indoxyle. — Nous nous sommes demandé s'il ne serait

32. N. d. l'A., On pourrait nous objecter que l'extraction éthérée peut-être supprimée et qu'il est beaucoup plus facile d'entraîner directement l'indol par la vapeur d'eau. Ce procédé présenterait un très grave inconvénient, comme nous l'indiquerons au chapitre II de la deuxième partie, auquel nous renvoyons le lecteur.

pas possible de traiter le milieu primitif qui contient l'indol par un éther impur, non lavé, de distiller celui-ci et de reprendre le résidu par de l'éther pur pour obtenir la solution destinée au dosage.

Les essais que nous avons faits avec de l'éther insolé nous ont prouvé que le procédé était illusoire et en même temps nous ont donné des résultats intéressants.

Nous distillâmes lentement, avec de grandes précautions, sans jamais dépasser la température de 40 degrés (a) ; or, l'orsque l'éther fut presque entièrement distillé, le résidu prit une coloration bleutée, puis bleu verdâtre, augmentant d'intensité avec la concentration. La solution était légèrement dichroïque. Il s'était formé de l'indoxyle sous l'action oxydante des impuretés de l'éther, le peroxyde d'éthyle que plus vraisemblablement.

Un peu de cette liqueur prélevée, additionnée d'une goutte de soude, devenait bleue ; si l'on acidifiait, la coloration passait au rouge. Dans le premier cas, on avait de l'indigotine, dans le second, de l'indirubine.

(a). Car, si l'ébulition de l'éther est rapide, on peut constater qu'une certaine partie de l'indol est entraînée.

DEUXIÈME PARTIE

CHAPITRE PREMIER

La production de l'indol par les microbes. —Les microorganismes producteurs d'indol n'exercent pas leur fonction spécifique dans tous les milieux où ils peuvent se développer. Conséquemment on peut, quelquefois, la faire apparaître ou disparaître à volonté. C'est ainsi que le *B. coli* en milieux exclusivement protéiques (protéiques tryptophaniques) donne de l'indol ; si à ces milieux on ajoute des hydrates de carbone (bouillons peptonés sucrés) la formation de l'indol est suspendue.

Importance de l'indol au point de vue de la détermination des microbes. — Nous avons montré antérieurement que l'existence du tryptophane dans la molécule albuminoïde est une condition nécessaire à la formation de l'indol, mais elle n'est pas suffisante. En face d'un même milieu de culture, deux espèces bactériennes peuvent, en effet, se comporter différemment au point de vue de l'indol ; l'une en fournit et l'autre pas. On devine aisément qu'il y a là un élément de diagnostic bactériologique qu'il ne faut pas négliger.

« L'allure de la décomposition du tryptophane sous l'influence des bactéries dépend étroitement de l'espèce microbienne qui attaque l'acide indolaminopropionique.

« Ce que nous savons de l'emploi des ferments les plus variés sur un même sucre, par exemple le glucose, nous autorise à penser que c'est cette hypothèse qui a le plus de vraisemblance.

« Le glucose donne de l'alcool et CO^2 avec la levure, de l'acide lactique avec les ferments lactiques, de l'acide citrique avec les citromycètes. Les produits qu'il fournit sont donc très variés de structures et de fonctions chimiques ; rien ne s'oppose à ce que le tryptophane ne se dédouble différemment suivant qu'il sera soumis à l'action de telle ou telle bactérie. Si l'on obtient surtout de l'indol et fort peu ou même pas du tout de scatol avec le *B. coli* par exemple, peut-être le rendement en scatol sera-t-il meilleur avec une autre espèce bactérienne » (Porcher).

Historique de la recherche de l'indol. — La production de l'indol fut observée pour la première fois dans des cultures de choléra par Pœhl, en 1886. A ces cultures on ajoutait quelques gouttes d'acide sulfurique pur et il se produisait d'abord une coloration rose qui fonçait peu à peu pendant une heure, restait stationnaire un jour environ pour brunir ensuite (33).

33. Budjwid, Eine chemische Reaction für die Cholera bacterien *(Zeitsch. f. Hyg.*, 2, 1887).

On ignorait à quoi était due la réaction et on lui donna le nom de cholera-roth. Ce n'est que plus tard qu'elle fut identifiée avec la réaction de l'indol produite par le *B. coli.*

Celle-ci fut indiquée pour la première fois par Brieger, mais c'est Kitasato (1) qui, le premier, en 1889, insista sur la valeur de la diagnose, basée sur la présence ou l'absence de l'indol dans les milieux de culture. Depuis, de nombreux auteurs ont discuté sur ce point. Tandis que les uns admettent cette présence comme un caractère spécifique, les autres (35-36), la considérant comme variable, n'y attachent qu'une importance relative.

Ces divergences de vues viennent parfois du manque de sensibilité de la méthode de recherche et plus vraisemblablement, des conditions dans lesquelles ont opéré les auteurs.

Pour qu'on puisse attribuer une valeur à une réaction biologique d'ordre généralement complexe, il est absolument nécessaire que celle-ci soit toujours faite dans les mêmes conditions. Il est indispensable d'employer une méthode unique. Les résultats seront alors toujours comparables.

Etude des différents milieux. — 1° BOUILLIE DE VIANDE. — Sachant que le tryptophane est la substance mère de l'indol, une simple déduction *a priori* nous permet de déterminer le milieu qui doit être

35. RIVET et ROUX, Communication à l'Académie des Sciences, 20 octobre 1891.

36. BAGINSKI, *Zeitsch. f. Phys. chem.*, **13**, 352.

employé. C'est évidemment un milieu peptoné (37) à la condition que la peptone dérive d'un protéique tryptophanique.

Les matières tryptophaniques doivent être offertes au microbe sous une forme convenable ; il est en effet nécessaire, pour que la production de l'indol soit rapide et forte, que l'aliment azoté soit déjà simplifié. Avec de la viande très finement hachée, le *B. coli* donnera de l'indol, mais beaucoup moins vite qu'avec les peptones trypsiques provenant de cette viande même.

C'est ainsi, qu'avec une simple bouillie de viande dans laquelle avait été cultivé un colibacille I, nous avons obtenu une réaction d'Ehrlich positive relativement faible. Or, cette culture datait de cinq mois.

Avec un *Fœcalis I*, cultivé et traité dans les mêmes conditions, on n'obtenait qu'une réaction négative.

Il en était de même, avec un échantillon d'*Enteritidis*.

L'extrait éthéré non concentré d'une culture de

37. N. d. l'A., Un milieu chimiquement défini, à base de tryptophane, remplacerait vraisemblablement, d'une façon avantageuse, le milieu peptoné. Notre maître, M. le professeur Porcher, avec l'aide de M. Hervieux, prépare à son laboratoire une assez grande quantité de tryptophane d'après la méthode d'Hopkins et Cole, avec lequel il se propose de faire des essais dont il publiera les résultats. Mais comme le bactériologiste ne peut pas aisément se procurer du tryptophane, le même auteur conseille de remplacer le milieu idéal par une digestion trypsique de caséine faite dans des conditions déterminées. Elle permettrait aux différents observateurs d'avoir un milieu à peu près constant, par conséquent d'opérer toujours dans les mêmes conditions et d'obtenir des résultats comparables entre eux.

Proteus donnait une réaction très nette, alors que Feltz (38) n'avait pas trouvé d'indol avec le *Proteus* cultivé dans les mêmes conditions. Il a constaté également son absence dans une culture faite en bouillon simple. Pour ces recherches, cet auteur employait les procédés de Salkowski et de Legal. Péré (36) de même a avancé qu'il ne trouvait pas d'indol dans les milieux à la bouillie de viande avec le *B. coli*. Nos essais démontrent péremptoirement le contraire. Rien n'est plus logique d'ailleurs que de trouver de l'indol dans un milieu où l'on n'a pas introduit, au préalable, de peptone, si les microbes qu'on y ensemence sécrètent des diastases protéolytiques. La production d'indol est en quelque sorte proportionnée à l'activité de ces dernières.

2° Bouillon de viande. — Les résultats obtenus avec le bouillon de viande ne sont guère meilleurs. Du reste, sa préparation appartient un peu au domaine de la cuisine et là, plus que partout ailleurs, les divergences sont très grandes.

La préparation d'un bouillon de culture varie d'un laboratoire à l'autre. Le milieu n'est donc jamais constant et ne peut pas l'être, quelle que soit la technique employée.

Les peptones sont d'ailleurs en quantité variable et toujours très petite.

3° Bouillon de viande peptoné. — C'est avec le bouillon peptoné que furent faites les premières

38. Feltz, *Contribution à l'étude du « Proteus vulgaris »* (thèse Paris, 1900).

39. Péré, Contribution à la biologie du *bacterium coli* et du bacille typhique (*Annales de l'Inst. Pasteur.*, t. 6, p. 512, 1892).

recherches de Kitasato. La production d'indol est certaine dans ces conditions ; mais, étant donné la complexité du milieu (40), son apparition sera parfois assez retardée. En outre, la quantité produite sera quelquefois très petite. En effet, le microbe, parmi tous les produits constitutifs du bouillon, peut parfaitement faire un choix et ne pas attaquer la substance mère de l'indol (41). En réalité, elles le sont, mais seulement après d'autres matières azotées. C'est pour cette raison que Feltz (39) ne trouve qu'irrégulièrement de l'indol en bouillon peptoné avec le *Proteus vulgaris*.

4° Bouillon de Martin. — Le bouillon de Martin présenterait l'avantage d'être mieux défini que le bouillon de viande peptoné, mais il ne peut être employé. M. le professeur Porcher a démontré qu'il renfermait des quantités notables d'indol. C'est donc à tort que Feltz l'a employé dans ses recherches.

40. N. d. l'A. D'après Liebig, à côté de sels minéraux constitués surtout par du chlorure et du phosphate de potasse, du phosphate de magnésie, on trouve la créatinine, la créatine, l'acide sarcolactique ; Wislicenus y trouve de l'acide éthylidénolactique ; Strecker, de la sarcine ; Sclerer, de la xanthine et de l'inosite ; Guareschi et Mosso, de la méthylhydantoïne .. Puis il y a une série de ptomaïnes décrites par A. Gautier, la xanthocréatinine, la chrysocréatinine, l'amphicréatinine, la pseudoxanthine et d'autres non dénommés. Et à cette longue liste il faut ajouter le glucose, les dextrines, l'urée, l'acide urique et les peptones.

41. N. d. l'A. Nous entendons par substance mère de l'indol non seulement le tryptophane, mais aussi les produits voisins susceptibles de se dédoubler facilement sous une influence diastasique ou autre pour arriver rapidement au terme tryptophane.

5° Eau peptonée. — L'eau peptonée simple ou contenant des sels en dissolution, a été préconisée par tous les auteurs qui se sont occupés de la question. Elle donne d'ailleurs d'excellents résultats (42).

Action des sels dissous dans l'eau peptonée. — Selter (43) recommande une solution de peptone à 1 pour 100 additionnée de 50 centigrammes de phosphate de sodium et 10 centigrammes de sulfate de magnésie. Escallon et Sicre (14) préconisent une solution de peptone pancréatique à 3 pour 100 contenant 1 gramme de chlorure de sodium; Tobey (44), une solution de peptone à 1 pour 100 contenant 50 centigrammes de chlorure de sodium (c'est la solution de Dunham) Nonotte et Demanche (45), une solution neutralisée contenant 2 pour 100 de peptone et 5 pour 1.000 de chlorure de sodium. D'après Gèzes (46) la présence d'un sel ammoniacal entrave complètement la production de l'indol.

Péré (39) recommande l'addition d'un peu de phosphate de potassium à la solution de peptone. Feltz (38) démontre que, trois jours après l'ensemencement, une

42. N. d. l'A. Nous démontrerons plus loin que les peptones ne sont pas toutes susceptibles d'être employées pour ces essais.

43. Selter, Ueber Indolbildung durch Bakterien (*Cent. für Bakt.* Orig., t. **51**, 1909).

44. Tobey. The method for testing the indol reaction. The cholera-red reaction and the indol-reaction (*Journal of med. Research,* t. **15**, fasc. 3, pp. 301-304 et 305-307).

45. Nonotte et Demanche, Dosage de l'indol dans les cultures microbiennes (*C. R. Soc. Biol.*, p. 658, 1908).

46. Gèzes, *De la recherche du bacille d'Eberth dans les eaux de boissons* (thèse de médecine, Lyon, 1902).

solution contenant 3 gr. 50 pour 100 de peptone, 50 centigrammes pour 100 de chlorure de sodium et 50 centigrammes de nitrate de potasse, donne une réaction de l'indol moins nette qu'une solution simple de peptone ensemencée en même temps.

D'après Grimbert (47) le meilleur milieu est une solution de peptone à 3 pour 100 dans l'eau distillée. On neutralise à l'ébullition et filtre, puis stérilise après avoir réparti la solution dans des tubes à essais.

S'il y a des divergences sur la question des sels, tous les auteurs, et en particulier Péré (33), Feltz (38), Grimbert (47), W. de Graaf (48) s'accordent à dire que l'addition de glucose au milieu de culture s'oppose à la production de l'indol. Il en est de même pour le lactose, d'après Baginski (36).

La fermentation des sucres et celle des protéïques commencent bien en même temps, mais, d'après Tissier et Martelly, Simnitzki, la deuxième (probablement sous l'influence de l'acide lactique formé) s'arrête, et les termes indol, scatol, etc. ne sont pas atteints.

Nous avons essayé tous les milieux préconisés, en les employant tels que les auteurs les ont donnés, ou en les modifiant légèrement.

Notre premier milieu A, contenait pour 100 grammes d'eau, 50 centigrammes de phosphate de soude,

47. Grimbert, Diagnostic des bactéries par leurs fonctions biochimiques (*Archives de Parasitologie*, 7, n° 2, p. 237, 1903).

48. W-C. de Graaf, Untersuchungen über Indolbildung des *Bacterium Coli commune* (*Centralb, f. Bakt.*, Original, t. **49**, février 1909).

1 gramme de sulfate de magnésie et 3 grammes de peptone M.

Notre deuxième milieu B, contenait pour 100 grammes d'eau, 3 grammes de peptone M, et 50 centigrammes de chlorure de sodium.

Le troisième milieu C, pour 100 grammes d'eau, 50 centigrammes de nitrate de potasse et 3 grammes de peptone M.

Le quatrième milieu D, 1 gramme de phosphate d'ammonium et 3 grammes de peptone pour 100 grammes d'eau.

Ces différents milieux étaient ensemencés dans les mêmes conditions avec un coli H. Quatre heures après, un extrait éthéré donnait avec la p.-diméthylamino-benzaldéhyde :

Pour le milieu A, une réaction intense ;

Pour le milieu B, une réaction légère ;

Pour le milieu C, une réaction négative ;

Pour le milieu D, une réaction intense.

Le premier milieu et le dernier apparaissent comme les plus favorables pour la production de l'indol. Ce sont ceux qui contiennent des phosphates. Ils ont favorisé indirectement l'attaque du tryptophane en facilitant le développement des microbes. Effectivement, les cultures dans les milieux phosphatés sont plus abondantes que les autres. On arrive du reste à un résultat analogue avec l'aérobiose ou l'anaérobiose, suivant la facilité avec laquelle les microbes s'adaptent à l'un ou à l'autre mode de culture.

Le troisième milieu, qui contient du nitrate de potasse, ne donne pas d'indol quand on arrête l'expérience; mais il n'en est plus de même, si on laisse les tubes à l'étuve vingt heures de plus; ce qui confirme les expériences de Feltz (38).

La réaction positive donnée par le quatrième milieu infirme la conclusion de Gèzes (46), relative aux sels d'ammonium.

La peptone que nous avons employée précipitait par les phosphates; même après filtration et stérilisation, le milieu restait louche.

C'est à cause de ce léger inconvénient, que nous avons préféré employer une solution de peptone pure. Les résultats ne sont en rien changés, l'apparition de la réaction caractéristique de l'indol est seulement un peu retardée.

Choix d'une peptone. — La solution qui nous a servi pour toutes nos expériences, est une solution à 3 pour o/o de peptone M dans de l'eau distillée. Mais qu'est-ce qu'une solution de peptone?

La peptone est une substance albuminoïde de caractères physiques et chimiques et d'origine variables non seulement avec les matières premières mises en œuvre, mais aussi et surtout avec le mode de transformation que l'on fait intervenir. Ces matières premières employées parfois dans un état de putréfaction assez avancé, sont tantôt de la gélatine ou de l'ovalbumine, tantôt de la caséine ou de la fibrine. Les peptones de viande étant d'un prix de revient élevé, souvent on part d'un mélange des diverses substances indiquées, en proportions variables, et c'est précisément à cause de ce mélange que les réactions colorées pour différencier les peptones n'ont pas grande valeur. Dans le commerce, les préparations étant tenues secrètes, il est bien difficile de connaître l'origine du produit que l'on emploie. En outre, il arrive parfois que des peptones d'origine ou de préparations différentes portent le même nom. Il se produit alors des confusions fâcheuses. En effet, si l'on veut reproduire les expériences de certains auteurs en employant les produits qu'ils ont recommandé, on est surpris de ne pas obtenir les résultats attendus (49). La plupart des peptones connues ont été préconisées (50) de telle sorte qu'il est bien difficile de faire un choix. Nos recherches ont porté principalement sur les peptones Cx, P, D, W, M, Ct.

Les extraits éthérés des peptones W et Ct donnaient une réaction colorée avec la p.-diméthylaminobenzal-

49. N. d. l'A. Certains auteurs ont recommandé la marque d'une grande maison que nous ne désignerons point. Lorsque nous avons voulu nous procurer cette marque, la maison elle-même nous a répondu qu'elle ne fabriquait pas de peptone et que pour ce produit elle ne servait que d'intermédiaire. Elle livre au commerce une peptone qui porte sa firme, mais ce produit est évidemment sujet à caution quand on l'emploie pour un milieu de culture dont les plus petites variations peuvent avoir de grandes répercussions.

Nos recherches ont été faites avec une peptone fournie dans les mêmes conditions.

50. N. d. l'A. Il est rare de rencontrer de telles divergences. NONOTTE et DEMANCHE recommandent la peptone BYLA, alors que SICRE et FELTZ n'en veulent pas. FELTZ recommande la peptone COLLAS, la peptone CHASSAING ou le bouillon de MARTIN, dont le professeur PORCHER a signalé le grave inconvénient. SICRE préconise la peptone de WITTE et celle de POULENC ; BUARD les peptones WITTE et DEFRESNE ; STEENSMA la peptone WITTE, etc.

déhyde en milieu chlorhydrique. Il était donc impossible d'employer ces marques.

Les quatre autres étaient ensemencées avec un *coli* provenant du laboratoire. La culture en peptone P ne contenait que des traces d'indol, trois semaines après l'ensemencement.

Parmi les trois autres, la peptone D contenait des traces d'indol trois heures et demie après l'ensemencement ; les peptones Cx et M en contenaient à peu près la même quantité : la première, deux heures après l'ensemencement ; la deuxième, une heure et demie seulement après.

Nous avons choisi la peptone M. C'est elle que nous emploierons pour toutes les recherches qui vont suivre. Nous ne la recommandons pas, parce que nous savons qu'elle porte la firme d'un intermédiaire et que, d'un jour à l'autre, le produit, d'excellent qu'il était, peut devenir moins bon. Du reste, toute peptone peut être employée à condition qu'elle réponde aux deux essais suivants :

Caractères que doit présenter une peptone pour pouvoir être employée. — 1° On en fait une solution aqueuse à 3 pour 100 dont on prélève environ 20 grammes. On les agite vivement dans un entonnoir à décantation avec 10 centimètres cubes d'éther ordinaire ; on obtient une émulsion qui surnage au bout de très peu de temps. On la sépare de la partie inférieure. Si, à ce moment, elle n'est pas entièrement disloquée, on ajoute quelques gouttes d'alcool à 90 degrés qui modifie la tension superficielle. On fait tourner l'entonnoir entre les mains en le prenant par la partie inférieure ; puis on laisse au repos et on voit bientôt l'éther limpide surnager. Il est facile de le recueillir. Très souvent, des particules d'émulsion s'attachent aux parois de l'appareil et sont entraînées ensuite par l'éther qu'il est difficile d'obtenir seul. En conséquence, il vaut mieux, après dislocation de l'émulsion, recevoir le tout dans un petit tube d'une dizaine de centimètres cubes et décanter l'éther qui surnage dans un autre tube de même calibre. On ajoute alors un peu d'acide chlorhydrique et environ une goutte de p.-diméthylaminobenzaldéhyde par centimètre cube d'éther. Au bout d'un instant, si la peptone contient de l'indol (51) on aperçoit à la surface de séparation un léger anneau rouge violet.

2° Une peptone qui ne donnera pas cette réaction pourra être utilisée pour le deuxième essai ; elle sera

51. N. d. l'A. Sicre (24) d'abord, puis le professeur Porcher ont démontré qu'il existe de l'indol dans presque toutes les peptones commerciales, ordinairement en très petite quantité. « ...La quantité d'indol trouvée, toujours extrêmement faible, varie beaucoup avec la peptone examinée. Elle correspond à une fraction de dixième de milligramme pour 50 grammes de peptone sèche ; aussi peut-elle échapper à l'observateur s'il ne prend pas la précaution de concentrer l'extrait éthéré obtenu. » (Porcher.) Le professeur Porcher recommande de faire bouillir la solution de peptone pour chasser ces traces d'indol (voir *C. R. Soc. Biol.*, 16 avril 1910). Nous avons suivi son conseil ; mais les résultats trouvés n'ont pas été ceux que nous attendions. Il est nécessaire de faire bouillir longtemps la solution de peptone pour la purifier. C'est une complication dont nous n'avons pas tenu compte parce que les recherches peuvent très bien s'effectuer sans avoir à redouter une erreur même avec une peptone contenant des traces infinitésimales d'indol.

alors ensemencée avec du colibacille. Au bout de cinq à six heures on la soumettra à l'essai précédent qui devra cette fois être positif (généralement la réaction se produit avant le temps indiqué, elle est positive même avant qu'apparaisse un lécher louche).

Si la peptone satisfait aux deux essais, elle peut être employée.

D'après les travaux de Péré (39), il faut préférer une peptone pancréatique à une peptone pepsique. Dans la première, la dislocation de la matière protéique a été poussée plus loin. La pepsine a enlevé le toit de l'édifice moléculaire ; la trypsine enlève les cloisons internes, ne laissant subsister que les murs externes, les plus solides : le tryptophane, complètement libéré ou presque de ses combinaisons, est attaqué directement par les microbes d'où production plus rapide et plus intense d'indol.

Dès lors il paraît rationnel d'employer les peptones trypsiques. Donc aux deux essais précédents on pourrait en ajouter un troisième. On additionnera d'eau de brome la solution de peptone. Si elle donne une coloration rouge violacé intense passant au brun par un excès de réactif, on se trouvera en présence d'une peptone pancréatique.

Les résultats différents que nous avons trouvés en opérant toujours dans les mêmes conditions, mais avec diverses peptones, ont déjà été signalés. Ils sont une preuve irréfutable du rôle joué par le milieu de culture. Des essais faits avec le produit de la peptonification de la gélatine nous ont montré, conformément aux déductions *a priori*, que dans ces conditions il n'y avait pas apparition d'indol : la gélatine en effet n'est pas un protéique tryptophanique. « Depuis longtemps, divers auteurs, en se plaçant à des points de vue différents, avaient montré que la gélatine ne donne pas d'indol, que son dédoublement soit effectué par des moyens chimiques, acides ou alcalis (E. Fischer, Levene et Aders, Ueber die Hydrolyse des Leims, *Z. f. Physiol. ch.*, **35**, 70 1902) ou par les microbes de la putréfaction » (Porcher.)

CHAPITRE II

Comment il faut opérer pour étudier le pouvoir indologène des microbes. — Pour déceler la fonction productrice de l'indol chez un microbe on le cultivera, d'après ce qui précède, dans une eau peptonée à 3 pour 100 faite avec de la peptone répondant aux trois essais que nous avons indiqués ou tout au moins aux deux premiers. En outre, il faudra la neutraliser. L'addition de phosphate, de nitrate ou de chlorure n'est pas indispensable : elle est utile dans certains cas, en particulier pour la culture du vibrion cholérique, comme nous le verrons dans le chapitre suivant.

Généralement, dès que la culture est louche (52), on

52. N. d. l'A. Si la réaction produite alors n'est pas très nette, on peut laisser une heure de plus à l'étuve et observer de nouveau. La quantité d'indol croissant, le résultat obtenu est rarement douteux.

Nous croyons intéressant de citer ici une note de M. le professeur Porcher extraite des *C. R. Soc. Biol.*, à la séance du 11 mars 1911 :

« Les différents auteurs... ont généralement admis comme rapide l'apparition de l'indol au bout de trois ou quatre heures dans les cultures des microbes qu'ils étudiaient ; ils ne l'ont que très rarement signalée avant ce temps. Il était *a priori* vraisemblable qu'avec l'emploi d'un réactif aussi sensible que la p.-

peut procéder à la recherche de l'indol en suivant exactement la technique que nous avons indiquée (p. 60). La couleur rouge violet observée à la surface de séparation de l'éther et de l'acide chlorhydrique n'apparaît pas immédiatement, sauf quand la quantité d'indol est grande, ce qui est le cas avec les cultures âgées

diméthylaminobenzaldéhyde, on mentionnerait la présence de l'indol dans les tout premiers moments du développement de la culture. C'est ce qu'il nous a été donné de constater avec certaines variétés de *coli*, microbe qui se prête admirablement à de telles recherches.

« Du *coli J.* (collection de l'Institut Pasteur) est ensemencé dans une série de flacons contenant chacun 150 centimètres cubes d'une solution stérilisée et salée de peptone Defresne à 2 pour 100. Ces flacons avaient été préalablement placés à l'étuve pour qu'ils se mettent en équilibre de température avec celle-ci. En opérant de cette façon, il n'y a vraisemblablement pas cette mise en train qui doit être de règle quand le bouillon est d'abord ensemencé à la température du laboratoire pour être ensuite porté à l'étuve ; avec de telles conditions, il y a tout lieu de croire que le microbe se développe dans un milieu neuf, ***sans aucun retard.***

« On sort une culture toutes les heures, jusqu'à la cinquième, c'est-à-dire jusqu'au moment où, d'accord en cela avec tous les auteurs, la présence de l'indol ne fait l'objet d'aucun doute. La culture refroidie est agitée trois fois avec 50 centimètres cubes d'éther ; les extraits éthérés sont rassemblés, puis lavés avec 50 centimètres cubes d'une solution de soude à 2 pour 100. *(Nous avons indiqué, 1re partie, ch. III, p. 43, que ce lavage ne doit pas être effectué.)*

« Semblables opérations sont effectuées sur une solution peptonée témoin non ensemencée de façon à éliminer l'inconvénient qui pourrait résulter de la présence de très faibles traces d'indol dans la plupart des peptones commerciales.

« La méthode colorimétrique nous a donné, en prenant comme base des comparaisons, une solution préparée d'indol (0 gr. 1 par litre d'éther) et en rapportant les chiffres à 1 litre de de plusieurs jours. Parfois on observe une couleur jaune verdâtre due à un excès de p.-diméthylamino-benzaldéhyde, ou une couleur rougeâtre. Elles ne doivent pas être confondues avec la belle teinte que donne l'indol. Du reste lorsqu'on a observé une seule fois la réaction faite dans les conditions indiquées, il est difficile de commettre une erreur.

Erreurs graves causées par les recherches faites directement avec l'eau peptonée. — On

culture les résultats suivants. *(Pour le dosage colorimétrique nous renvoyons à la p. 37 de notre travail.)*

« Au bout d'une heure, on saisit donc très aisément la formation de l'indol :

	QUANTITÉ D'INDOL (en milligrammes)
Témoin	o
Au bout de 1 heure	o milligr. 66
Au bout de 2 heures	3 milligr. 46
Au bout de 3 heures	18 milligr. 64
Au bout de 4 heures	30 milligr. 30
Au bout de 5 heures	43 milligr. 95

« Il y a lieu de noter le saut brusque que fait la quantité d'indol mise en liberté entre la deuxième et la troisième heure ; il nous explique pourquoi les auteurs, ainsi que nous l'avons dit, n'ont, en général, signalé l'apparition de l'indol qu'aux environs de la troisième heure.

« Nous pensons qu'en prenant toutes les précautions indiquées dans nos diverses notes sur ce sujet (répéter les extractions éthérées, laver les extraits à la soude et les concentrer, si besoin est, par une distillation très doucement conduite de l'éther, afin de ne pas entraîner d'indol dans le distillat) *(les extraits éthérés ne doivent pas être lavés à la soude, laquelle enlèverait de l'indol, p. 43)*, on arrivera à saisir très rapidement au bout d'une heure et peut-être moins la mise en liberté d'indol chez les microbes qui sont des producteurs habituels de ce composé. »

ne doit pas opérer directement avec l'eau peptonée en prétextant que les opérations signalées pour la recherche de l'indol sont beaucoup trop longues; d'ailleurs, il faut certes plus de temps pour décrire la méthode qu'il n'en faut pour la mettre en pratique; au bout de quelques minutes seulement le résultat peut être connu.

Si cette recommandation n'est pas observée, on s'expose à des erreurs grossières. En effet, il résulte des travaux de C. Reichl, de O. Neubauer, de Cole, de Rohde (15) et de Steensma (53) que les aldéhydes donnent une réaction colorée avec les albuminoïdes et que cette réaction est sous la dépendance du groupement indolique de la molécule, c'est-à-dire du tryptophane. Avec la p.-diméthylaminobenzaldéhyde, la solution de peptone donne une coloration rouge puis violette passant finalement au bleu. Nous l'avons obtenue avec presque toutes les peptones que nous avons essayées. Elle est plus ou moins nette et se produit plus ou moins vite, mais elle fait rarement défaut. Nous ne l'avons pas obtenue avec la peptone P.

Buard (25), dans ses recherches, fait agir directement sur la peptone la solution alcoolique de vanilline ; or, *celle-ci donne une réaction positive avec les peptones.*

Escallon et Sicre (14) opèrent avec la solution de furfurol directement sur la culture. Le furfurol donne également une réaction positive avec une solution de peptone.

53. Steensma, Ueber Farbenreaktionen der Eiweisskörper des Indols und des Scatols mit aromatischen Aldehyde und Nitriten (*Zeit. f. physiol. Ch.*, 47, 25).

Evidemment, on ne peut mettre en doute les résultats annoncés par les auteurs précités et nous admettons bien volontiers qu'il est possible de reconnaître s'il y a production d'indol en opérant directement sur la culture, surtout quand on compare avec un tube stérile traité de la même façon, mais, néanmoins, dans certains cas, on pourrait être exposé à commettre une erreur.

Du reste, le fait de recourir à un extrait éthéré présente un autre avantage qui devrait le faire adopter. L'acide nécessaire à la production de la réaction peut avoir une influence sur les substances contenues dans le bouillon et modifier le résultat. C'est ce qui arrive notamment avec les cultures de β. *pyocyanique*. Sous l'influence de l'acide, la pyocyanine bleue devient rouge et il est alors difficile, pour ne pas dire impossible, de procéder à la recherche de l'indol. Si l'on fait un extrait éthéré, la pyocyanine n'étant pas entraînée par l'éther, la caractérisation de l'indol possible n'est entachée d'aucune fausse interprétation.

Inconvénients présentés par la distillation du milieu de culture. — Certains auteurs, se basant sur la propriété que possède l'indol de se laisser entraîner facilement par la vapeur d'eau, recommandent de distiller les cultures pour obtenir une solution pure et plus concentrée de ce corps sur laquelle on effectuera la réaction. Ce procédé a été indiqué par Steensma (54), Feltz (38) et d'autres auteurs, notam-

54. STEENSMA, Ueber den Nachweis von Indol und die Bildung von Indol vortäuschenden Stoffen in Backterienkulturen (*Centralblatt f. Bakt.*, Origin., **41**, 295-298, mai 1906).

ment quand la présence de l'indol est douteuse. Il ne doit pas être employé. En effet, M. le professeur Porcher a démontré, comme nous l'avons déjà signalé, qu'avant d'arriver au terme indol, le noyau tryptophanique donnait naissance, lors de sa dislocation progressive, à des intermédiaires tels que l'acide indol-propionique, indol-acétique et surtout indol-carbonique. Or, ce dernier acide, en particulier, se dédouble en acide carbonique et en indol sous l'action de la chaleur. M. Porcher a démontré (55) que le *staphylocoque doré*, la *bactéridie charbonneuse*, le *B. enteridis de Gærtner*, certaines variétés de *Fœcalis* donnaient de l'indol quand on distillait leurs cultures alors que ces microbes n'en fabriquent pas, ainsi que le prouve la recherche négative de l'indol libre sur des cultures non chauffées.

La *bactérie du choléra des poules*, toujours d'après le même auteur, donne des composés indologènes bien avant le quinzième jour, époque où apparaît l'indol. Les cultures de *B. coli* débarrassées de leur indol libre en donnent encore quand on les distille.

Le procédé que nous avons indiqué nous mettant à l'abri des erreurs dont la cause vient d'être donnée est donc de beaucoup supérieur à celui de Steensma.

Dosage de l'indol contenu dans les bouillons de culture. — Si l'on a soin de suivre les indications que nous donnons dans la première partie,

55. Porcher, De la présence des corps indologènes dans les bouillons de culture (*C. R.*, 17 mai 1909).

chapitre III, et sur lesquelles nous ne reviendrons pas, on arrivera assez rapidement à faire un dosage que nous reconnaissons bien volontiers approximatif, mais qui nous semble suffisamment exact, autant du moins que peut l'être un dosage colorimétrique. Pour que notre travail fût complet, il aurait fallu que nous procédions à un dosage pour chaque microbe producteur d'indol. Il a été fait pour le *coli* par quelques auteurs (Nonotte et Demanche, Porcher, etc.). Ils ont employé des méthodes différentes et sont arrivés à des résultats contradictoires. Par le procédé que nous préconisons, nous aurions obtenu peut-être des chiffres très éloignés des leurs. Du reste, il est fort probable, il est même certain que des recherches quantitatives faites pour des microbes du même genre, de la même espèce et de la même variété ne donnent jamais des résultats semblables. La peptone employée ne sera jamais semblable à elle-même, et le même microbe, sous des influences diverses, origine, procédé de séparation, culture primitive, etc., peut très bien ne pas posséder exactement les mêmes propriétés biochimiques, tout au moins en ce qui concerne la quantité des produits formés.

La réaction qualitative à la p.-diméthylaminobenzaldéhyde montre que l'indol n'est pas décomposé après sa formation et que la quantité va en croissant vraisemblablement jusqu'à la disparition des substances qui lui ont donné naissance. Peu nous importait de pouvoir dire avec Feltz (38) que la quantité d'indol cessait de s'accroître au bout du troisième ou du quatrième jour, ou avec Nonotte et Demanche (45) qu'elle augmentait jusqu'au huitième, ou avec W. de

Graaf (48) qu'elle atteignait le maximum au bout de trois semaines. Du reste, étant donné ce que nous savons sur les peptones, il est fort possible que ces auteurs aient tous raison.

C'est pour ces différentes raisons signalées que nous n'avons pas entrepris le dosage de l'indol fabriqué par chaque microbe.

CHAPITRE III

La technique que nous avons établie tant au point de vue du milieu de culture que de l'extraction éthérée, pour la recherche qualitative de l'indol, est simple et pourra facilement être répétée toujours dans les mêmes conditions.

Elle donnera toujours des résultats comparables, et les divergences entre les différents auteurs en seront atténuées.

Dans nos recherches, ce que nous avons voulu établir, ce n'est pas si un microbe pouvait produire de l'indol au bout de huit jours ou plus; nous nous sommes efforcé de démontrer que la réaction à la p.-diméthylaminobenzaldéhyde pouvait être utilisée pour établir un diagnostic sûr et rapide.

Nous avons eu pour but de mettre au point une méthode, de telle sorte qu'il ne soit plus permis de dire, comme dans de nombreux traités, que le signe différentiel des microbes, basé sur leur production d'indol, n'a qu'une valeur relative.

Nous pensons qu'on ne trouvera plus, comme Lembke, Vallet, Baginski, Rodet et Roux, Widal, Malvoz, Dunbar et d'autres, des *colibacilles* ne produisant pas d'indol. Il n'y a pas de raison pour qu'ils n'en fabriquent pas, et si l'indol n'apparaît pas dans les cultures, on ne se trouve pas en présence de *colibacilles*, mais de *paracoli*. Il est permis de raisonner ainsi pour tous les microbes qui sont nettement classés. Nous nous sommes efforcé d'en étudier le plus possible.

Etude des microbes en particulier au point de vue de leur propriété indologène. — Pour rendre plus claire leur classification, nous n'avons pas adopté, comme on le fait généralement, l'ordre alphabétique, nous avons essayé de faire rentrer chaque microbe dans un cadre. Il ne faudrait pas s'attendre à voir dans ce cadre une liste complète ; nous y avons placé seulement les microbes les plus connus.

Nous avons adopté une première division en deux grandes classes, comprenant, la première, les microbes pathogènes et la deuxième, les microbes non pathogènes, saprophytes où autres. Il est bien évident qu'au point de vue de l'histoire naturelle proprement dite, on ne peut baser une classification sur la pathogénéité ou la non-pathogénéité d'une espèce ; mais étant donné la difficulté de trouver des caractères nettement définis pour classer chaque microbe et l'importance pratique des caractères choisis, nous avons cru pouvoir adopter sans grand inconvénient la division indiquée. Nous avons ensuite subdivisé chaque classe en deux grandes familles : celle des Coccacées et celle des Bactériacées. A chacune d'elles correspondent quelques genres dont font partie un certain nombre d'espèces.

Etude des microbes pathogènes. — 1° *Famille des Coccacées.* — Dans cette famille, parmi les pathogènes, nous ne trouvons guère que le genre *Micrococcus*. Nous avons commencé nos essais avec le *staphylocoque pyogène*. Plusieurs auteurs en distinguent trois espèces, mais la plupart, maintenant, ne voient entre les trois qu'une variation de pigment et pas même des races différentes, puisque l'on peut provoquer à volonté la production de tel ou tel pigment en faisant varier les conditions d'existence.

Nous n'avons étudié qu'un *staphylocoque*, pensant que les conclusions appliquées à l'un conviendraient aux autres.

D'après Kitasato, il n'y a pas production d'indol. D'autres auteurs admettent qu'on en trouve un peu dans les cultures. Certains signalent la réaction de Salkowski avec le *st. aureus* et le *citreus*. Tissier et Martelli (56), en particulier, admettent qu'on trouve un peu d'indol avec le *st. blanc*. Le fait est cependant contesté.

Le 16 août, nous avons ensemencé, avec une culture récente de *staphylocoque* en bouillon, des tubes de solution de peptone qui poussèrent rapidement. Le 20 août, ils ne contenaient pas trace d'indol. Le 13 septembre non plus. Nous sommes donc autorisé à conclure que le *staphylocoque* ne donne pas d'indol. Du reste, Buard (25) est arrivé à la même conclusion en employant la vanilline comme réactif.

Au point de vue de l'unité du *streptocoque pyogène*, on rencontre des divergences beaucoup plus accentuées

56. Tissier et Martelly, Recherches sur la putréfaction de la viande de boucherie (*Ann. de l'I. P.*, t. **16**, p. 865, 1902).

que pour le *staphylocoque*. Quoi qu'il en soit, il semble réellement qu'il y ait non seulement des races différentes, mais aussi des *parastreptocoques*. Les auteurs admettent que les *streptocoques pyogènes* ne donnent pas d'indol. N'ayant pas d'échantillons à notre disposition, nous n'avons pu faire de contrôle et nous admettons leurs conclusions.

Le *pneumocoque* ne pousse pas facilement en eau peptonée. Le *méningocoque* ne donne pas d'indol, l'*entérocoque* non plus. Nous n'avons pu les étudier.

Le 27 mai, nous avons ensemencé avec du *tétragène* du bouillon dont quelques gouttes étaient transportées le 30 dans des tubes d'eau peptonée. Le 2 juin, ils donnaient une réaction négative; il en était de même le 6 juin. On remarquait un petit anneau rougeâtre disparaissant rapidement par légère agitation et ne pouvant être confondu avec la réaction de l'indol.

Le *tétragène* n'est donc pas indologène, au bout de dix jours du moins.

Le *gonocoque* ne pouvant être cultivé en eau peptonée, nous n'avons pu l'étudier. Il ne produirait pas d'indol.

Nous n'avons pas cultivé le *micrococcus melitensis*. D'après les auteurs, il ne fabrique pas d'indol.

A côté des microbes que nous venons de citer, on en classe un assez grand nombre d'autres plus ou moins connus et que nous avons négligés.

2° ***Famille des Bactériacées.*** — Genre Bacillus. — La famille des Bactériacées, beaucoup plus importante que la précédente, a été l'objet d'une étude plus approfondie. Le genre *bacillus* est celui qui retiendra le plus notre attention. Nous l'avons divisé en plusieurs groupes présentant entre eux des différences assez nettes. A la tête de chacun de ces groupes, nous avons placé un microbe type autour duquel gravitent les autres.

a) *Groupe des acido-résistants.* — Il est admis généralement que le *bacille tuberculeux* n'est pas indologène. D'après Kühne, il l'est.

Nous l'avons étudié assez attentivement. Pour l'obtenir en cultures homogènes dans l'eau peptonée, il faut avoir soin d'ajouter à celle-ci 6 pour 100 de glycérine et d'agiter de temps en temps; mais la glycérine n'empêche-t-elle pas la production de l'indol, comme le font le glucose et le lactose? Pour le vérifier, nous avons procédé aux essais suivants : nous avons ensemencé, le 12 juin, un *coli* en milieu glycériné; vingt-quatre heures après, l'extrait éthéré ne donnait qu'une faible réaction avec la p.-diméthylaminobenzaldéhyde; quarante-huit heures après, la réaction était encore très faible. Le 17 juin, nous ensemencions quatre tubes d'eau peptonée glycérinée avec du *coli* C et avec le même *coli*, deux tubes d'eau peptonée pure. Huit heures plus tard, nous constations que le milieu glycériné était plus louche que l'autre mais, par contre, il donnait, avec le réactif d'Ehrlich, une réaction à peine visible, tandis qu'avec l'eau peptonée simple, cette réaction était légère, mais nette. Elle aurait dû être plus intense. Cela provenait vraisemblablement d'une atténuation de la virulence du coli. En effet, la culture employée pour les ensemencements était restée exposée longtemps à l'action directe des rayons lumineux.

Le 19 juin, la réaction avec le *coli* en eau peptonée est toujours légère. Il en est de même le 20 et le 23. Ce jour, nous ensemençons à nouveau quatre tubes d'eau peptonée glycérinée avec un *coli* d'une autre origine (coli du laborat.); le 26, il avait poussé en donnant une pellicule blanche assez épaisse et de forte consistance. Au-dessous, le liquide était très peu trouble. La réaction de l'indol était très nette.

Nous ensemençons avec le même *coli* deux tubes de peptone pure et deux tubes de peptone glycérinée. Après quatre heures, il ne donnent ni l'un ni l'autre la réaction de l'indol; après huit heures, elle est positive et presque aussi nette pour le milieu glycériné que pour l'autre.

Plus tard, avec une vieille culture de *coli* (d'une origine différente) en milieu glycériné, nous avons eu une réaction d'Ehrlich, qui n'était pas très intense. Au microscope, on voyait dans la culture plutôt la forme cocci que la forme bacille.

De ces essais, on peut conclure que si la glycérine entrave parfois la production de l'indol, elle ne l'empêche pas totalement.

Pendant que se poursuivaient ces expériences avec le colibacille, nous avons étudié le bacille tuberculeux.

Le 12 juin, nous avons ensemencé quatre tubes d'eau peptonée glycérinée avec le *bacille de Koch;* le 19, il n'y avait pas encore production d'indol; le 23, non plus; on constatait un léger anneau jaune verdâtre Le 30 également. Il n'était pas dû à l'indol. Le 12 juillet, la réaction d'Erhlich était encore négative.

b) *Groupe du bacille diphtérique.* — D'après certains auteurs, le *bacillus mallei* ou *bacille de la morve* donne des traces d'indol; d'après presque tous, il n'en produit pas.

Le *bacille de Löffler* non plus. D'après plusieurs bactériologistes, la production est très tardive et irrégulière. Palmirski et Orlowski (57) en signalent la présence. Elle peut se manifester assez tard, parfois après plusieurs mois. Dans les vieilles cultures, on trouve la réaction du nitroso-indol.

Nous avons expérimenté toute une série de microbes de la diphtérie. Ils ont très mal poussé : quatre jours après l'ensemencement, les tubes sont clairs et, en les agitant, on aperçoit qu'un très léger dépôt s'est produit. La réaction d'Ehrlich est négative. Dix jours après, les cultures ne sont pas plus luxuriantes, la réaction est encore négative.

En somme, étant donné l'état de nos cultures que nous n'avons pu recommencer, il nous est impossible de conclure fermement à la non production d'indol.

D'après Steensma (54), le bac. *de la pseudo diphtérie* fabriquerait une substance qui donne, avec le réactif d'Ehrlich, une coloration rappelant celle que l'on obtient avec l'indol. D'autres auteurs admettent que ces bacilles sont réellement indologènes. Ne les ayant pas à notre disposition, nous n'avons pu les étudier.

A côté de ces microbes, se placent le bacille de la *diphtérie des pigeons* et le bacille de la *diphtérie aviaire* proprement dite. Ni l'un, ni l'autre ne sont indolo-

57. Palmirski et Orlowski, Ueber die Indolreaktion in Diphteriebouillonkulturen (*Cent. f. Bakt.*, 17, 358, 1895).

gènes d'après quelques auteurs. D'après Steensma (54), le bacille de la *diphtérie des colombes* donne de l'indol. Plusieurs bactériologistes obtiennent la réaction de Salkowski avec le *bacille de la diphtérie aviaire*.

c) *Groupe du coli bacille.* — Nous allons étudier maintenant un groupe, dont deux genres, le *coli bacille* et le *bacille d'Eberth*, ont été l'objet de nombreuses et vives discussions. Actuellement, la plupart des bactériologistes admettent que la manifestation fonctionnelle du coli est réellement spécifique et ne se rencontre pas chez le bacille d'Eberth, même dans de très vieilles cultures. La question présentant un grand intérêt, nous l'avons étudiée particulièrement.

Nous avons tout d'abord dressé une liste bibliographique, concernant les derniers travaux relatifs à la production d'indol par le *coli*. Nous la résumons succinctement.

Les cultures en eau peptonée (pept. de Witte, pept. Defresne), de 11 échantillons dont 9 extraits de selles de nouveau-nés, examinés par Buard (25) ont donné avec le réactif à la vanilline un résultat positif.

Trois échantillons examinés par Steensma (54) donnaient la réaction d'Ehrlich.

Nonotte et Demanche (45) indiquent qu'en chauffant la culture avec le nitrite de soude et de l'acide, on a rapidement une réaction positive (voir critique de ce procédé, p. 68 et suiv.), et que la méthode ne présente jamais d'insuccès pour la différenciation du *coli* et de l'*Eberth*.

Böhme (10) a examiné quatre échantillons retirés des selles de nourrissons, trois échantillons rencontrés dans « différents états pathologiques de l'homme », neuf échantillons extraits de matières fécales de huit espèces animales, tous ont donné une réaction positive avec le réactif d'Ehrlich. Il est vrai que quatre échantillons « trouvés dans des états pathologiques de l'homme » et un autre extrait du contenu intestinal d'une guenon n'ont pas fabriqué d'indol.

Des échantillons extraits de l'eau ou de matières fécales par Escallon et Sicre (14) ont donné une réaction positive avec le furfurol.

Péré (38) a eu production d'indol avec un *coli* retiré de ses excréments, avec un autre extrait des eaux d'Alger, avec un troisième isolé d'une urine de dysentérique du Tonkin et un quatrième isolé d'une urine de typhoïdique.

Nous même, nous avons retiré des *colibacilles* de matières fécales d'homme : coli H_1 et coli H_2 : de chien, coli C_1 et coli C_2, de cobaye : coli Cb_1, de poule : coli P, de lapin : coli L, de pigeon : coli Pig. Nous avons identifié d'une façon certaine les colis H_1, H_2, C_1, C_2 et P. Tous ont donné la réaction de l'indol par le procédé que nous avons signalé.

Nous en avons tiré la conclusion que nous avons indiquée précédemment, à savoir, que la fonction productrice de l'indol chez le *coli* est réellement spécifique, à condition, cependant, de faire la culture en eau peptonée simple ou additionnée de sels, mais jamais de sucres.

De nombreux auteurs, et en particulier Buard (15), Nonotte et Demanche (45), Escallon et Sicre (14), Böhme (10) ont démontré que le bacille d'Eberth ne donnait pas d'indol. Crossonini (11) a rencontré un bacille typhique qui donnait une réaction positive avec le réactif de Salkowski, et négative avec le réactif d'Ehrlich. Le distillat de la culture ne donnait plus la réaction de Salkowski, d'où il conclut qu'il s'agissait de scatol et non d'indol. Un échantillon étudié par nous n'a pas donné de réaction d'Ehrlich positive après un mois.

Il était intéressant de rechercher si, parmi les bacilles dits *paratyphiques*, quelques espèces ne devenaient pas indologènes au bout d'un certain temps. Nous avons alors ensemencé le 24 mai toute une série de tubes avec les *paratyphiques Aertrych*, *Conradi*, *Drigalski B*, *Rennes*, *Kurth B*, *Fœcalis alcaligenes*, *Enteridis de Gärtner*, *Schottmüller*, *Brion A*, *Paris A*.

Le 6 juin, ils ne donnaient pas la réaction caractéristique avec la p.-diméthylaminobenzaldéhyde. Le 20, elle n'était toujours pas positive. Le 16 août non plus, c'est-à-dire deux mois et demi après l'ensemencement.

Les six *paratyphiques* étudiés ne donnent pas d'indol. Böhme (10) est arrivé à la même conclusion avec quatre échantillons de *paratyphiques B*, *un paratyphique A* et un *Fœcalis alcaligenes*. Nonotte et Demanche (58) n'ont pas trouvé d'indol au bout de huit jours avec les *paratyphiques A et B*, *le bacille de Gärtner et le bacille de l'angiocholite*. De même Escallon et Sicre (14) ne trouvent pas d'indol avec le *paratyphique A (Brion-Kayser)*, *le paratyphique B (Schottmüller)*, *le bacille de Gärtner et le bacille de Danysz*.

58. Nonotte et Demanche, Recherche de l'indol dans les cultures microbiennes *(C. R. Soc. Biol.*, p. 494, 1908).

D'après certains auteurs, le *coli* perd sa propriété de former de l'indol dans un mélange de *colibacille* et de *bacille d'Eberth*. Si un tel résultat était constant, il permettrait de différencier facilement les deux bacilles. En effet, il suffirait d'ajouter à une culture suspecte une culture pure de *coli*, d'ensemencer le mélange en eau peptonée, et s'il n'y avait pas production d'indol on serait en droit d'affirmer que la culture suspecte est une culture de *bacille d'Eberth*.

Pour vérifier le fait, nous avons ensemencé de l'eau peptonée simultanément avec une culture de *bacille d'Eberth* et une culture de *colibacille;* vingt-quatre heures après, la réaction de l'indol était très intense.

L'expérience répétée deux fois avec deux autres *colis* nous a donné également un résultat positif.

Il arrive peut-être que dans certains cas l'indol fait défaut ; mais il n'est pas possible d'en tirer une conclusion.

Au sujet du *coli*, un autre point reste à élucider. La culture en anaérobie favorise-t-elle la production d'indol? C'est ce qu'admet Péré (39). W. de Graaf (48) indique, au contraire, que le manque d'oxygène diminue le pouvoir indologène.

D'après une expérience de M. le Prof. Porcher (59) « on se rend bien compte de l'influence exercée sur la production de l'indol par l'absence d'oxygène, la présence de celui-ci, ou son apport abondant. Mais on aurait tort de conclure de suite que l'oxygène favorise

59. Ch. Porcher et Panisset, De la formation de l'indol dans les cultures en milieux aérobies et en milieux anaérobies (*C. R. Soc Biologie*, t. 70, p. 436, mars 1911).

la propriété qu'a le microbe de faire de l'indol, développe en quelque sorte son pouvoir d'attaque du tryptophane.

« En regardant les choses de près, on s'aperçoit que la mise en liberté de l'indol a marché de pair avec le développement des cultures. »

Privé d'oxygène, le microbe transforme plus lentement les aliments mis à sa disposition et la production de l'indol est moindre. Il en sera ainsi, du reste, chaque fois qu'une cause quelconque viendra retarder son développement.

D'après Feltz (38) et Porcher (59) la même conclusion peut s'appliquer au *Proteus vulgaris*.

Entre le *bacille d'Eberth* et le *colibacille* on peut placer le *bacillus typhus murium*. Les différents auteurs qui l'ont étudié ont reconnu qu'il ne donnait pas la réaction de Salkowski.

Le *b. lactis aerogenes* ne produit pas d'indol. Sur le schéma de Wilde complété par Escherich il est inscrit comme indologène.

Le *b. lactis erythrogenes* est indologène. Le *bacille de rhinosclérome* ne l'est pas.

Le *pneumobacille de Friedlander* ne l'est pas non plus, d'après la plupart des auteurs.

Duclaux indique dans son *Traité de microbiologie* que différentes races de *bacille de Friedlander*, étudiées par Grimbert, ne donnaient pas d'indol. Suivant Mack Conkey (60), la réaction de l'indol est légère.

60. Mack Conkey, Lactose fermenting Bacteria in feces (*Journal of Hyg.*, 5, 347, 1905).

Le 8 juin, nous avons ensemencé en eau peptonée pure et en eau peptonée additionnée de phosphate de soude et de sulfate de magnésie un échantillon de *bacille de Friedlander*. Le 9, la culture était beaucoup moins luxuriante dans l'eau peptonée pure que dans l'autre. Aucune ne donnait la réaction d'Ehrlich. Il en était de même le 12 juillet, c'est-à-dire plus d'un mois après l'ensemencement. Une autre culture, au bout de six semaines, nous a donné une très petite quantité d'indol.

Le *bacille de la psittacose* n'est pas indologène. Une de ses cultures, datant de trois semaines, ne nous a pas donné la réaction d'Ehrlich.

Le *bacille de la dysenterie*, ainsi que quelques échantillons de *bacille pseudodysentérique* étudiés par Selter (61), n'ont jamais donné d'indol. Böhme (10) a étudié trois échantillons de *bacille de la dysenterie* qui n'étaient pas indologènes. Dans sa communication, Selter ajoute que la plupart des *pseudodysentériques* tantôt forment de l'indol, tantôt n'en forment pas, et cela dans les mêmes milieux nutritifs. C'eut été un point intéressant à vérifier. Malheureusement, nous n'avions pas ces bacilles à notre disposition.

Le *bacille de la diarrhée verte*, que quelques-uns considèrent comme un colibacille pouvant produire du pigment vert et se rapprochant en effet du *coli* par bien des caractères, ne nous a pas donné d'indol au bout de vingt-sept jours.

61. SELTER, Ueber Indolbildung durch Bacterien (*Centr. für Bakter.*, Origin., **41**, 25 septembre 1909).

Le *bacille icteroides*, longtemps considéré comme le bacille de la fièvre jaune, n'est pas indologène.

d) *Groupe des septicémies hémorragiques.* — D'après Lignières, le *bacille du choléra des poules* ne fabriquerait jamais d'indol en milieu peptonisé. Au contraire, d'après Steensma (54), il y a production d'indol. Porcher (55) en trouve dans les cultures âgées de quinze jours et fait remarquer que, si l'on distille ces cultures, on en obtient beaucoup plus tôt.

Le *bacillussuisepticus* n'est pasindologène. Quelques auteurs ont admis qu'il l'était.

Le *bacille de la septicémie spontanée du lapin* produit de l'indol, de même que le *bacille de la septicémie du furet,* alors que le *bacille de la septicémie hémorragique du cheval* n'en produit pas, de même que le *bacille de la septicémie du cobaye* et celui *de la souris.*

Le *bacille de la maladie des jeunes chiens (?)* n'est pas indologène.

Il en est de même pour le *bacille du rouget du porc.*

Le *bacille de la peste bubonnique* donne de l'indol, d'après quelques auteurs; jamais d'après Lignières.

Le *bacille de la peste porcine* n'est pas indologène, ainsi qu'il résulte d'un examen de quatre échantillons fait par Böhme (10).

Le *bacille de la peste des écrevisses* l'est un peu.

Nous n'avons pu étudier ces microbes.

e) *Groupe du vibrion butyrique.* — Le *bacillus butyricus* et le *bacillus pseudobutyricus* ne fabriquent pas d'indol.

Le *vibrion septique* se trouve dans la liste des microbes indologènes dressée par Kitasato en 1889.

D'après Kerry (62), il ne donne pas d'indol. Il est vrai que l'auteur n'a examiné que l'action sur l'albumine et que des erreurs ont pu en résulter.

Tous les bactériologistes s'accordent à dire que le *bacille tétanique*, également anaérobie, donne de l'indol. Le fait a été amplement démontré pour que nous n'ayons pas à y revenir.

Dans la liste des microbes produisant de l'indol, donnée par Kitasato, se trouve le *bacille du charbon symptomatique* ou *bacillus Chauvei*. Certains auteurs admettent, au contraire, que ce bacille n'est pas indologène.

D'après Achalme, sont indologènes les microbes suivants appartenant à la catégorie des anaérobies : *B. d'Achalme*, *B. du botulisme*, *B. enteritidis sporogenes*, *B. perfringens*.

Le *bacillus septicus aerobius* ne donne pas d'indol. Le *bacillus putrificus coli* en donne.

f) *Groupe des sporulés.* — Dans ce groupe, les auteurs placent plusieurs espèces. Il n'y en a qu'une qui soit pathogène : le *bacille anthracis*. Elle n'est pas indologène.

g) *Groupe des chromogènes.* — Nous n'étudierons dans ce groupe que le *bacille pyocyanique ou bacille du pus bleu*. Il est considéré généralement comme non indologène. Cependant d'après Monis (*Arch. f. Hyg.*, t. XXX), il donnerait de l'indol après quinze jours de culture en eau peptonée à 5 pour 100.

62. KERRY, Ueber die Zersetzung der Eiweisse durch die Bacillen des malignen Ædem (*Wiener Monatsh. für Chemie,* **10**, 1889).

La pyocyanine qu'il fabrique devenant rouge sous l'action des acides, il est très difficile de rechercher l'indol par la méthode de Salkowski. Le traitement par l'éther n'enlève pa s cette pyocyanine et l'inconvénient dû à l'action des acides n'est plus à redouter quand on utilise le réactif d'Ehrlich.

Le 26 mai, nous ensemençons quatre tubes d'eau peptonée avec du bacille *pyocyanique.*

Le 27, l'extrait éthéré donne une réaction négative. Le 29, également.

Le 22 juin, la coloration bleue de la culture est toujours très peu intense. En agitant à l'air, elle augmente, puis devient verte. La culture a une forte odeur désagréable.

Avec l'extrait éthéré, on obtient une réaction qui tout d'abord peut être confondue avec celle de l'indol par un œil non exercé.

Nous renouvelons les essais ; le 23 juin, nous ensemençons quatre tubes d'eau peptonée. Le 25, pas de coloration de la culture ; elle apparaît légèrement par agitation. Avec la p.-diméthylaminobenzaldéhyde, l'extrait éthéré donne un léger anneau orangé. Le 27, légère réaction presque identique à celle de l'indol. Le 30, culture très peu colorée ; au contact de l'éther, la solution peptonée devient vert d'eau assez intense. Pas de dichroïsme. On obtient la même teinte en agitant ; elle disparaît si le tube reste obturé par le coton ; à l'air libre, elle persiste. La réaction de l'indol n'est pas positive. Les tubes avaient été ensemencés avec de vieilles cultures de bacille *pyocyanique* brunâtres.

II. Genre Spirillus. — La principale espèce étudiée est le *vibrion cholérique.*

Comme nous l'avons déjà signalé, la réaction dite du choléra-roth que l'on obtient par simple addition d'un acide pur à une culture de *choléra* n'est due qu'à la présence simultanée de nitrite et d'indol. Tobey (44) prétend que la réaction du rouge de choléra est différente de celle de l'indol. Il n'en est rien.

Des tubes d'eau peptonée ensemencée avec du *choléra Dnieper* et du *choléra de Marseille* n'ont pas poussé. Plusieurs ensemencements à différentes reprises n'ont donné que des cultures faibles. Un seul tube a bien poussé. La réaction de Salkowski est positive, légère ; celle à la p.-diméthylaminobenzaldéhyde est très intense.

Nous enlevons tout l'indol par cinq lavages à l'éther ; l'eau peptonée ne donne plus la réaction du choléra-roth. A cette eau traitée par l'éther, nous ajoutons de l'indol extrait d'une culture de coli. La réaction du choléra-roth est encore négative ; mais si nous avons soin d'ajouter de l'indol et du nitrite de potasse, nous obtenons avec un acide une réaction positive.

De ces essais, on peut conclure que la réaction du choléra-roth est bien la même que celle de l'indol.

En eau peptonée pure, le *bacille du choléra* poussant mal, il vaudrait mieux employer le milieu de Dunham (63) (peptone 1 + chlorure de sodium 50 centigrammes + eau distillée 100 grammes) ; celui

63. Dunham, Zur chem. Reakt. der Cholerabacterien *(Zeitschr. für Hyg.*, 2, 337, 1887).

de Metchnikoff (peptone 1 + chlorure de sodium 1 gramme + gélatine 2 grammes + eau distillée 100 grammes, amener à alcalinité par la soude), ou celui de Sanarelli (on ajoute à l'eau peptonée un peu de nitrate).

La réaction du rouge-choléra peut très bien exister sans qu'il soit possible de conclure à la présence du *vibrion cholérique* comme l'a démontré Raybaud (64). Il suffit d'une association microbienne dans laquelle un individu transformera le nitrate présent en nitrite et un autre fabriquera de l'indol.

Quoi qu'il en soit, la réaction du choléra-roth peut rendre de grands services.

Escallon et Sicre (14) trouvent la réaction du rouge-choléra avec le *vibrion cholérique d'Alexandrie, de Schottelius, de la Prusse orientale.*

Buard (25) obtient toujours une réaction positive avec la vanilline, quelle que soit la peptone employée. La réaction de Salkowski fait parfois défaut ou n'est pas très nette.

Nous avons étudié un *coccobacille* provenant d'un cas suspect de choléra. Il ne donnait pas d'indol deux jours après l'ensemencement; quinze jours après, la réaction d'Ehrlich était très nette.

Le *spirille de Finkler* est indologène; celui de *Metchnikowi* produit la réaction du choléra-roth.

Sont également indologènes les *spirilles Bonhoffi, Danubicum, Ivanoffi*

64. Raybaud, La réaction indolnitreuse dans les matières fécales en l'absence de vibrion cholérique *(C. R. Soc. Biol.*, p. 429, 2 décembre 1910).

Etude des microbes non pathogènes saprophytes ou autres. — La deuxième grande division que nous avons adoptée, présentant beaucoup moins d'intérêt que la première, les espèces qu'elle comprend n'ont pas été l'objet d'une étude approfondie. Nous n'avons fait que mentionner les plus connues.

1° ***Famille des Coccacées.*** — I. GENRE MICROCOCCUS. —Parmi les nombreux micrococcus indifférents, saprophytes de l'eau ou de l'air, nous ne citerons que le *micrococcus uræ* ou mieux les *micrococcus ferments* de l'urée, les *micrococcus nitrifiants*, le *micrococcus griseus non liquefaciens*, de Tissier et Martelly, et le *micrococcus candicans.* Le *micrococcus griseus non liquefaciens*, d'après Macé, fabrique de l'indol. Le *micrococcus candicans* est classé parmi ceux qui n'en donnent pas. Les *micrococcus nitrifiants* n'ont pas été étudiés. Les *micrococcus* qui produisent la fermentation de l'urée sont nombreux. Rochaix et Dufourt (65) indiquent que, sur huit de ces microbes qu'ils ont étudiés, sept donnaient la réaction de l'indol.

GENRE SARCINA. — Il renferme un certain nombre d'espèces qui, en général, ne sont pas pathogènes.

Les seules *sarcinæ* étudiées au point de vue de leur propriété indologène sont la *sarcina lutea* et la *sarcina auriantiaca.* D'après les auteurs, elles donnent toutes les deux des traces d'indol. Nous n'avons étudié que la *sarcina auriantiaca.* Le 18 juillet, avec du bouillon peu riche en sarcines, nous avons ensemencé des

65. A. ROCHAIX et DUFOURT, Contribution à l'étude des urobactéries et de la réaction du neutral-roth (*Journal de Physiologie et de Pathologie générale*, n° 1, janvier 1911).

tubes d'eau peptonée à 1 pour 100 et à 3 pour 100. Le 24, ces tubes examinés n'étaient pas troubles, mais au fond de chacun d'eux, il y avait un dépôt, beaucoup plus abondant pour la solution à 3 pour 100 que pour l'autre. L'extrait éthéré obtenu avec la solution à 3 pour 100 donnait avec le réactif d'Ehrlich un anneau jaune verdâtre semblable à celui qui se produit lorsque la p.-diméthylaminobenzaldéhyde est en excès. Il n'y avait pas d'indol après huit jours. D'après Steensma (54), la *sarcina lutea* donnerait une substance, dont la combinaison avec le réactif d'Ehrlich se rapproche beaucoup de celle que présente l'indol.

2° **Famille des Bactériacées.** — a) *Groupe des Sporulés.* — Le *bacille subtilis* n'est pas indologène. Il en est de même pour le *bacille mesentericus,* le *bacille mesentericus ruber*, le *bacille megaterium*, et le *bacille mycoïdes.*

b) *Groupe des bacilles fluorescents.* — Le *bacille syncyanus du lait bleu* donnerait des traces d'indol, après quinze jours de culture en eau peptonée à 5 pour 100 (Monis, *Arch. f. Hyg.*, t. XXX).

Le 18 juillet, nous avons ensemencé deux tubes avec le *bacille du lait rouge Binot.* Le 24, l'eau peptonée n'était pas colorée comme le bouillon qui avait servi à l'ensemencement. Réaction de l'indol négative. Deux mois après, elle était très légère.

Le bacille *fluorescens liquefaciens*, ne donne jamais d'indol.

Rocha, Lepierre et Fonseca (66) ont isolé des crachats

66. Rocha, Lepierre et Fonseca, Un cas de fièvre infectieuse

d'une malade un bacille *fluorescens non liquefaciens*, le bacille *fluorescens putridus*, produisant de l'indol dans les bouillons peptonés.

Espèces à actions fermentatives diverses ou indifférentes. — Nous ne les avons que peu étudiées. Le *bacille tartricus*, le *bacille pastorianus* sont considérés comme non indologènes.

Le *proteus vulgaris*, bien connu depuis l'étude spéciale que Feltz (38) en a fait, donne rapidement de grandes quantités d'indol en eau peptonée. Nous ne avons étudié deux échantillons. Ils donnaient de l'indol au bout de peu de temps. Alors que la réaction de Salkowski était à peine positive, celle d'Ehrlich était intense.

Le *proteus mirabilis* ne fabrique pas d'indol. Le *proteus Zenkeri* ou *bacille Zenkeri* n'en fabrique pas non plus.

Le *proteus Zopfii* a donné à certains auteurs une réaction de Salkowski positive, à d'autres une réaction négative. Steensma (54) avec la p.-diméthylaminobenzaldéhyde, trouve une réaction négative.

Dans les tableaux qui résument et terminent ce dernier chapitre, nous mentionnons un certain nombre de bacilles indologènes ou non et quelques espèces du genre bacillus peu connues ou peu intéressantes.

simulant la peste pneumonique produite par un bacille fluorescent nouveau (*Soc. Biol.*, 10 mars 1900).

CARACTÉRISATION DES MICROBES PAR LEUR FONCTION INDOLOGÈNE

ACTION spécifique	FAMILLES	GENRES		ESPÈCES	Réaction avec le nitr. de soude	Réaction avec la p. diméthylamino-benzaldéhyde en moins de 12 h.	Réaction avec la p. diméthylamino-benzaldéhyde au bout de plus de 12 h.
PATHOGÈNES	COCCACÉES	MICROCOCCUS		Staphylocoque	—[1]	—	— (1 mois)
				Streptocoque	—		
				Méningocoque	—		
				Entérocoque	—		
				Tétragène	—	—	— (10 jours)
				Gonocoque	—		
				Micrococus melitensis	—		
	BACTÉRIACÉES	BACILLUS	*Gr. des acido-résistants :*	Bac. tuberculosis	±	— m. glyc.	— (1 mois)
			Gr. du bac. diphtérique	Bac. mallei	±		
				— diphtérie	±		
				— pseudo-diphtérie	±		
				— diphtérie des colombes	±		
				— — aviaire	±		
			Groupe du coli bacille	Coli bacille	+	+	+
				Bac. lactis aerogenes	±		
				— erythrogenes	+		
				Pneumob. de Friedlander	—	—	+ (1 mois 1/2)
				Bac. du rhinosclerome	—		
				Paratyphique Brion A	—	—	— (2 mois 1/2)
				— Paris A	—	—	— id.
				— Schottmüller	—	—	— id.
				— Kürth	—	—	— id.
				— Rennes	—	—	— id.
				— Drigalski B	—	—	— id.
				— Conradi	—	—	— id.
				— Ærthryck	—	—	— id.
				Bac. enteridis de Gärtner	—	—	— id.
				— typhi murium	—		
				— fœcalis alcaligènes	—	—	— id.
				— psittacose	—	—	— (3 sem.)
				— d'Eberth	—	—	— (1 mois)
				— dysenterie	—	—	—
				— paradysendériques	—		±
				— diarrhée verte	—	—	— (27 jours)
				— icteroïdes	—		

1 Le signe + indique que le microbe est indologène. — Le signe — indique que le microbe n'est pas indologène. — Le signe ± indique que les avis sont partagés.

ACTION spécifique	FAMILLES	GENRES		ESPÈCES	Réaction avec le nitr. de soude	Réaction avec la p. diméthylamino-benzaldéhyde en moins de 12 h.	Réaction avec la p. diméthylamino-benzaldéhyde au bout de plus de 12 h.
PATHOGÈNES	BACTÉRIACÉES	Bacillus	*Groupe des Septicémies hémorragiques*	Bac. du choléra des poules	±	—	—
				— suisepticus	±		
				— de la septicémie du lapin	+		
				— — du furet	+		
				— — hémorragique du cheval	—		
				Bac. de la septicémie du cobaye	—		
				— murisepticus	—		
				Bac. de la maladie des jeunes chiens	—		
				Bac. du rouget de porc	—		
				— de la peste bubonique	±		
				— suipestifer	—	—	—
				— de la peste des écrevisses	+		
			Groupe des Bac. butyricus	Bac. butyricus	—		
				— pseudo butyricus	—		
				— septicus (anaérobie)	+		
				— tétanique —	+	+?	+
				— Chauveï —	±		
				— Achalme —	+		
				— enteritidis sporogenes	+		
				— perfringens (anaérobie)	+		
				— septicus aérobius	—		
				— butrilinus (anaérobie)	+		
				— putrificus coli —	+		
			Gr. des sporulés :	Bac. anthracis	—		
			Gr. des chromogènes :	Bac. pyocyanique	±	—	+?
		Spirillus		Vibrion cholérique	+	+	+
				Sp. de Finchler	+	+	+
				— Metschnikowi	+	+	+
				— Bonhoffi	+		
				— Danubicum	+		
				— Ivanoffi	+		

ACTION spécifique	FAMILLES	GENRES		ESPÈCES	RÉACTION avec le nitr. de soude	RÉACTION avec la p. diméthylamino-benzaldéhyde	
						en moins de 12 h.	au bout de plus de 12 h.
NON PATHOGÈNES (Saprophytes ou autres)	COCACCÉES	MICROCOCCUS		Micrococcus griseus n. liquefaciens	+		
				— candicans	—	certains + d'autres - (Rochaix et Dufour)	
				— ferments de l'urée			
		SARCINA		Sarcina lutea	±	—	
				— aurantiaca	±	—	— (8 jours)
	BACTÉRIACÉES	BACILLUS	*Groupe des sporulés*	Bac. megaterium	—		
				— mesentericus	—		
				— — ruber	—		
				— subtilis	—		
				— mycoïdes	—		
			Gr. des Bac. fluorescents	Bac. syncyanus	+		
				— lait rouge Binot	—	—	+ (2 mois)
				— fluorescens liquef.	—		
				— — putridus	+		
			Espèces à actions fermentatives diverses ou indifférentes	Bac. tartricus	—		
				— pastorianum	—		
				— proteus vulgaris	+	±	+
				— — mirabilis	—	—	—
				— Zenkeri	—	—	—
				— Zopfii	±	—	—
				— acidi lactici			
				— agilis citreus	±		
				— amylobacter	+		
				— aquatilis communis	+		
				— aquatilis	+		
				— arborescens	+		
				— aurantiacus	+		
				— cavicida	+		
				— cloacæ	+		
				— denitrificans agilis	+		
				— janthinus	+		
				— prodigiosus	+		
				— rouge de Kiel	+		
				— ruber balticus	+		

ACTION spécifique	FAMILLES	GENRES		ESPÈCES	Réaction avec le nitr. de soude	Réaction avec la p. diméthylamino-benzaldéhyde	
						en moins de 12 h.	au bout de plus de 12 h.
NON PATHOGÈNES (Saprophytes ou autres)	BACTÉRIACÉES	Bacillus	*Esp. à actions fermentatives diverses ou indifférentes*	Bac. vermicularis	+		
				— violaceus	+		
				— viscosus lactis	+		
				— aerophilus	—		
				— arborescens	—		
				— aquatilis sulcatus	—		
				— caniperda	—		
		Spirillus		Sp. tonsillare	+		
				— tenue	+		
				— albense	+		
				— phosphorescens	+		
				— aquatile	—		
				— berolinense	—		
				— liquefaciens	—		
				— de Lisbonne	—		
				— tyrogenum	—		

CONCLUSIONS

PREMIÈRE PARTIE

I. — L'indol produit par les microbes résulte de la décomposition du tryptophane contenu dans les matières albuminoïdes.

II. — La solution alcoolique de p.-diméthylamino-benzaldéhyde donne avec l'indol en solution éthérée et en milieu acide (HCl) une réaction colorée influencée par les impuretés de l'éther.

III. — En solution aqueuse, l'intensité de cette réaction est augmentée par l'action de la chaleur ou celle d'un persulfate alcalin.

IV. — L'indol peut servir de réactif coloré des aldéhydes. Il donne avec les aldéhydes aromatiques des teintes plus intenses qu'avec les aldéhydes de la série grasse.

V. — Les solutions alcooliques de p.-diméthylamino-benzaldéhyde ou de vanilline, permettent de déceler 1/5.000.000 d'indol, si on a soin d'opérer par superposition et d'examiner sur un fond blanc.

VI. — Les deux réactifs peuvent en quelque sorte marcher de pair, mais le premier doit être préféré au deuxième car il donne des teintes plus vives pour les solutions très étendues. Ces teintes passent dans l'eau, l'alcool éthylique et l'alcool amylique. Celui-ci serait de beaucoup préférable pour rassembler la coloration s'il ne donnait pas lui-même de réaction colorée avec la p.-diméthylaminobenzaldéhyde.

VII. — L'indol peut encore être caractérisé par sa transformation en indoxyle, puis en indigo sous l'influence de l'eau oxygénée à 100 volumes, puis de la soude suivant la méthode du professeur Porcher.

VIII. — Le dosage de l'indol ne peut être fait que volumétriquement par colorimétrie suivant une méthode que nous indiquons.

IX. — Il faut isoler l'indol avant de procéder à son dosage. La seule façon pratique d'y arriver est de traiter le milieu qui le contient un certain nombre de fois (variable surtout avec la constitution du milieu) par de l'éther purifié à l'aide de lavages acides et alcalins, puis de distiller cet éther en présence d'alcali (qui retiendra les corps phénoliques enlevés au bouillon de culture) et d'entraîner finalement l'indol par la vapeur d'eau.

DEUXIÈME PARTIE

I. — L'absence ou la présence de l'indol dans les milieux de cultures peut servir à la diagnose des microbes.

II. — Contrairement à ce qui était admis, certains microbes tels le *colibacille* et le *Proteus vulgaris* peuvent fabriquer de l'indol dans une bouillie de viande parce qu'ils sécrètent des diastases protéolytiques.

III. — Le milieu le plus favorable à la production de l'indol est une solution peptonée à 3 pour 100 pure ou additionnée de 50 centigrammes à 1 gramme de phosphate alcalin. Le glucose et le lactose empêchent cette production.

IV. — La peptone employée doit répondre obligatoirement aux deux essais suivants :

1° Son extrait éthéré ne doit pas donner la réaction d'Ehrlich ;

2° Une culture de *colibacille* dans une eau peptonée satisfaisant à l'essai précédent, doit, au bout de cinq à six heures, fournir un extrait éthéré donnant la réaction d'Ehrlich.

La peptone répondra facultativement à ce troisième essai : additionnée d'eau de brome, elle devra donner une coloration rouge ou rose violacé.

V. — La solution de peptone neutralisée sera ensemencée puis examinée dès qu'il y aura trace de culture. Celle-ci ne devra pas être distillée. On ne devra effectuer la recherche de l'indol que dans un extrait éthéré de la culture.

VI. — Les différents auteurs qui ont pratiqué le dosage de l'indol sont tous arrivés à des résultats contradictoires. Le meilleur procédé de dosage serait celui que nous avons indiqué dans la première partie de notre travail ; mais, pour un même microbe, il conduira toujours à des résultats variables.

VII. — Après avoir étudié les microbes en particulier au point de vue de leur propriété indologène, nous avons obtenu des résultats que nous avons condensés dans quatre tableaux. Ils sont incomplets en raison surtout des difficultés que nous avons rencontrées pour nous procurer toutes les espèces microbiennes.

Lyon. — Imprimerie A. Rey, 4, rue Gentil. — 60981.

www.ingramcontent.com/pod-product-compliance
Ingram Content Group UK Ltd.
Pitfield, Milton Keynes, MK11 3LW, UK
UKHW020255220726
13923UKWH00002B/930